总主编◎张建斌

主 编◎李 晗

常见病针灸临床丛书

颈椎病

中国健康传媒集团

中国医药科技出版社

内容提要

　　本丛书选择针灸临床常见病症和有较好临床实践证据的病症，针对近现代针灸临床实践经验系统性总结，既为针灸工作者提供当代临床实践的诊治策略和实践指引，同时又提供以针灸为代表的非药物诊疗和护理指导。本书内容主要包括中医、西医对颈椎病的认识、针灸治疗颈椎病的临床经验、针灸治疗该病症的疗效特点和规律、针灸治疗该病症的机制、针灸治疗该病症的日常防护指导及锻炼。

　　本书适合针灸、中医临床医务人员、教育工作者及学生阅读使用，也可供中医爱好者参阅。

图书在版编目（CIP）数据

　　颈椎病 / 李晗主编；王娟，张建明副主编 . —北京：中国医药科技出版社，2023.2

　　（常见病针灸临床丛书）

　　ISBN 978–7–5214–3708–9

　　Ⅰ. ①颈… Ⅱ. ①李… ②王… ③张… Ⅲ. ①颈椎 – 脊椎病 – 针灸疗法 Ⅳ. ① R246.2

　　中国版本图书馆CIP数据核字（2022）第248112号

美术编辑　　陈君杞
版式设计　　南博文化

出版　中国健康传媒集团 | 中国医药科技出版社
地址　北京市海淀区文慧园北路甲22号
邮编　100082
电话　发行：010–62227427　邮购：010–62236938
网址　www.cmstp.com
规格　710×1000mm $^1/_{16}$
印张　8
字数　133千字
版次　2023年2月第1版
印次　2023年2月第1次印刷
印刷　三河市万龙印装有限公司
经销　全国各地新华书店
书号　ISBN 978–7–5214–3708–9
定价　36.00元

获取新书信息、投稿、为图书纠错，请扫码联系我们。

《常见病针灸临床丛书》
编委会

总主编 张建斌

主　编 黄凯裕　梁　爽　郑　美　薛　宁　佘延芬

梁凤霞　马晓芃　刘　赟　莫　倩　王欣君

李　晗　马　辉　蒋亚文　刘兰英　粟胜勇

付　勇　陆梦江　邹洋洋　徐修竹　许林玲

熊嘉玮　金　洵　徐天舒　韦　丹　洒玉萍

编　委 许　骞　陆成轩　郝晓慧　龚　瑞　孙　霞

芦　芸　夏　星　刘力源　还　涵　陈　豪

范玺胜　魏盼盼　张明健　陈　丽　王雅媛

卢　威　杨姝瑞　余辕耕　易　璇　唐　倩

肖　敏　康文武　周钰点　黄湘茜　杨延婷

杨　光　赵　越　卢云琼　郭潇聪　孔谐和

邹月兰　王雪君　刘　力　季红健　丁　敏

任思秀　杨　硕　黄　宇　周雪松　伍先明

漆双进　黄小芹　何　婷　支　娜　郑允浩

冒金锋　张双双　王　娟　张建明　吴辛甜

郑　涵　谢　静　卢梦叶　顾　是　魏春玲

沈天益　杨永超　周　昊　顾　纯　戴琳俊

褚　红　高　洁　黄宋余　罗　莹　李　威

马奇翰　马天翼　马智佳　吉玲玲　欧阳八四

吴勤娟　王　卫　王保丹　杨海洲　赵建玲

张聪　蔡慧倩　周娟娟　金传阳　胡光勇　赵峥睿　朱德淳　谢韬　张新昌　陈霞　詹明明

赵舒梅　覃美相　林媛媛　刘金鹏　薛亮　周翔　强晟　李乔乔　朱世鹏　黄伟　曾玉娇

罗家麒　刘科辰　潘珊娜　刘慧　叶菁菁　朱金亚　马罕怿　赵瑞瑞　王耀帅　武九龙　秦公顺　赵协慧

张音　徐静　林欣颖　章甜　陆露　王亮　毕琴　裴梦莹　叶儒琳　王玉娟　郭林曳　武娟

张国栋　赵舒梅　张熙　李琳慧　李浩越　王应亭　熊先　贡妍婷　罗楚　李明　彭延辉　李梦雪

编 委 会

前言

新时代、新视野、新起点

针灸是源自中国古代的一门系统学科：利用特定的工具，在人体体表特定部位进行施术，从而产生一定的效应，以达到防病治病的目的，并在长期的临床实践中，形成了独特的理论体系和学术框架。

《黄帝内经》时代，针灸理论构建逐渐完善，包括九针形制、操作和应用，脏腑经络和五体身形，溪谷骨空和气府明堂，疾病虚实和针灸补泻等。256~260年间，皇甫谧编撰《针灸甲乙经》，从基础到临床，系统整理了针灸学知识、理论和临床应用，构建了针灸学科体系。此后，针灸学术一直在自己固有的轨道上发展和进步。直到清末民初，伴随着西学东渐的逐渐深入，在东西方文化碰撞下，针灸学术的发展轨迹已经呈现出多流并进、百花齐放的特点。尤其是20世纪70年代以来，针灸在世界各地广泛传播，针灸学术更是进入了一个多元化发展的新时代。

当代针灸医学蓬勃发展，其学术视野也越来越宽广，无论是基础理论，还是临床应用，都是古代针灸学术所无法比拟的。当今的针灸学术，主要有以下几个特征。

1.在世界各地广泛应用。针灸在南北朝时期就已经传到我国周边的朝鲜、日本等国家，近几个世纪间断性在欧洲也有零星传播，但是直到20世纪70年代初，才开始有了世界范围内的广泛传播。针灸的跨文化传播，在世界各地也出现了从学理到应用的不同理解和差异化变革。

2.工具先进，微创、无痛、数据化。针灸工具，古代有"九针"之说，当代不仅有"新九针"、揿针、杵针、浮针等新型针具，还有利用声电光磁等可量化物理参数的新型针灸器具，基于生物传感和人工智能的针灸器具也在孕育中。

3.技术进步，操作精细、精准化。针灸操作技术的应用和描述，相对于古代也有了长足的进步，相关针灸技术操作规范的国家标准也陆续发布。尤其是在操作目标的部位和结构层次上更加精细、精准；在操作流程上也更加合理、规范。

4.迎接临床新问题和新挑战。与古代主要关注临床证候不同，当代针灸临床实践中还面临着诸多新问题、新挑战。大量基于临床医学病症分类和认知的疾病，在古代医籍文献中没有直接描述和记载，需要当代临床从"针灸学"视角重新再认识，如高血压、高脂血症、糖尿病等；还有一些临床新问题，如围手术期诸症、抑郁症和焦虑症、免疫性疾病、戒断综合征等，需要在实践中探索。

5.临床疗效越来越清晰。自2005年有了第一份基于循证模式的针灸临床研究报告以来，尤其是近年来开展的针灸治疗便秘、压力性尿失禁、更年期综合征等临床多中心大样本研究，取得了较可靠的研究结果，在国内外产生了较大的影响。基于针灸临床特点的方法学研究也受到重视，并出现了专门团队和组织。

6.治疗机制和原理越来越清晰。尽管还不能完全从现代生命科学和生物医学的角度揭示针灸的作用机制，但是随着对经穴特异性、穴位敏化、穴位配伍的研究深入，针灸作用的神经–内分泌–免疫网络调节机制也逐渐清晰。

应该说，针灸医学的内涵，需要在一个新起点上重新理解、重新诠释。当代针灸临床适用性不断扩大、诊治病种范围越来越宽泛、操作技术也越来越精准、临床疗效观察和评估也越来越严格、部分现代原理和机制逐渐阐明。因此，基于当代临床实践的回顾、思考和展望，更加显得迫切和需要。《常见病针灸临床丛书》即是对这一时代需求的响应。

在当今的话语体系下，选择针灸临床的常见病、多发病，梳理借鉴古今医家经验，总结近现代临床实践和疗效规律，阐述针灸疗法必要的作用机制和原理，在针灸学术史上作一个短暂的思索，给未来一个更加广阔的发展空间，即是写作本套丛书的初心。

张建斌

2022年6月

目录

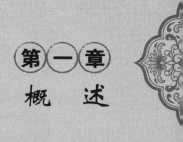

第一节　颈椎病概念

颈椎病是指颈椎椎间盘退行性改变，及其继发的相邻结构病理改变，累及周围组织结构（神经、血管等）并出现与影像学改变相应的临床表现的疾病。目前诊断颈椎病原则上需满足3个条件。

（1）具有颈椎病的临床表现，如颈项疼痛、活动不利、头晕、上肢麻木等。

（2）影像学检查显示颈椎间盘或椎间关节有退行性改变。

（3）有相应的影像学依据，即影像学所见能够解释临床表现。

必须强调的是，各种影像学征象对于颈椎病的诊断具有重要参考价值，但仅有影像学检查所见的颈椎退行性改变而无颈椎病临床症状者，不应诊断为颈椎病。具有典型颈椎病临床表现，而影像学所见正常者，应注意排除其他疾患。

根据最新的颈椎病分型指南，目前颈椎病分为4型，即颈型颈椎病、神经根型颈椎病、脊髓型颈椎病、其他型颈椎病（此型中涵盖既往分型中的椎动脉型和交感型颈椎病）。两种以上类型颈椎病同时出现，亦可称之为混合型颈椎病。

防治颈椎病强调合乎生理要求的生活和工作体位，避免高枕、长时间低头等不良习惯。采用非手术治疗是颈椎病临床诊疗工作的首选和基本疗法，但主要适用于颈型、神经根型以及其他型颈椎病。脊髓型颈椎病因为神经症状较重，宜较早接受手术干预，缓解脊髓受压征象，改善四肢运动障碍、感觉和反射异常，但是也有学者曾采用针灸、推拿、手法等非手术方式治疗脊髓型颈椎病，取得满意疗效的报道。

长期正规、系统的非手术治疗是颈型、神经根型和其他型颈椎病的首选方式。但是此三型颈椎病出现如下征象，也建议接受手术治疗。

（1）颈型颈椎病：①以疼痛反复发作、严重影响日常生活和工作，可以先考虑采用局部封闭或射频治疗等有创治疗方法；②长期正规、系统的非手术治疗无效；③影像学检查有明确的病理表现（如颈椎局部不稳等）；④责任病变部位明确。

（2）神经根型颈椎病：①经过3个月以上正规、系统的非手术治疗无效，或非手术治疗虽然有效但症状反复发作，严重影响日常生活和工作；②持续剧烈的颈肩臂部神经根性疼痛且有与之相符的影像学征象，保守治疗无效，严重影响日常生活和工作；③因受累神经根压迫导致所支配的肌群出现肌力减退、肌肉萎缩。

（3）其他型颈椎病：①对于存在眩晕、耳鸣、视物模糊、手部麻木、听力障碍、心动过速等自主神经症状的颈椎病患者。由于其病因和发病机制尚不明确，因此应慎重选择手术治疗。术前应请神经内科等相关科室会诊，进一步明确病因。②因骨赘压迫或刺激食管引起吞咽困难，经非手术疗法无效者，应手术切除骨赘。③因压迫或刺激椎动脉，引起椎动脉-基底动脉供血不足，经磁共振血管造影、CT血管造影、数字减影血管造影等检查证实并经神经内科会诊除外其他疾病，经非手术治疗无效者，可手术治疗。④对于以上肢肌肉萎缩为主要表现、无明显感觉障碍的特殊类型颈椎病，应在术前进行上肢肌电图检查，排除运动神经元疾病。

根据目前的随机对照试验（RCT）研究结果，颈椎病患者接受手术后，可以在术后1年内获得较为满意的疗效。但是，进一步研究发现术后2年和非手术治疗患者相比，两者治疗效果和生活满意度无明显差异。

在临床工作中，针灸是治疗颈椎病一种重要手段，经历2000多年的医疗实践，涌现了大批诊治颈椎病的针灸名家，形成了丰富的颈椎病临床诊疗经验。

第二节　颈椎病流行病学

一般研究认为颈椎病好发于中老年人，40~60岁为高发年龄段，60岁以后有自愈倾向。随着生活、工作等日常行为方式的变化，长期伏案工作人群增多，颈椎病发病态势呈现明显的年轻化。目前，尚缺乏大型、群体性的颈椎病流行病学调查数据。既往基于不同地区、年龄、职业等因素，展开了多角度的流行病学分析。

1.特定区域的分析

目前颈椎病发病率缺乏全面系统的流行病学调查，有些学者基于其所涉特定地区或环境，开展了一定的调查研究。张立明等就乌鲁木齐市某中医院就诊患者进行抽样分析，共随访685位患者，结合X线检查结果，发现就诊患者颈椎病患病率为48.47%（332/685），年龄≥50周岁的退休人员患病率最高，其次是学生群体。采用Logistic回归研究显示年龄、职业、伏案工作、高枕睡眠、情绪紧张、咽喉部感染或咽炎，与颈椎病发病密切相关，为颈椎病致病的高危因素。

2.特定人群的分析

目前研究认为，随着年龄的增长，颈椎病发病可能性越大。罗晓等分析了2014~2016年其所在医院颈椎病住院患者的现状，以退（离）休人员和职员为主，分别占患者总数的36.96%和17.18%。进一步分析颈椎病各分型所占比：颈型颈椎病占40.16%，椎动脉型颈椎病占29.07%，神经根型颈椎病占26.17%，混合型颈椎病占4.00%，脊髓型颈椎病占0.40%及交感型颈椎病占0.20%。通过分析不同类型颈椎病和住院时间、年龄的内在关系，得出混合型颈椎病住院时间最长，颈型颈椎病住院时间最短，椎动脉型颈椎病平均年龄最大，颈型颈椎病平均年龄最小。陈美娟等对崇明县4132名中小学生展开颈椎病流行病学调查，认为49.2%的中小学生已经出现颈椎病相关症状。其中头痛、头胀、失眠多梦者达42.2%，伴有颈椎病相关症状者占84.7%。随着年龄的增长，颈椎病相关症状发生率显著提高；女生颈椎病相关症状发生率明显高于男生。胡永峰等分析了4681名武汉市中心城区中小学生颈椎病发病状况，发现伴有颈椎病相关症状者占58.7%。其中经常头痛、头胀、失眠、多梦、记忆力下降、眼肌疲劳、复视或视力下降者超过45.0%；颈椎健康检查异常者中，伴有颈椎病相关症状者占97.2%。小学、初中和高中学生颈椎病相关症状发生率，随学生年龄的增长而增高。

3.特定职业身份的分析

颈椎病的发生和职业特点存在紧密的联系，因为职业工作特点和环境的不同，体力劳动者和脑力劳动者的颈椎病的发生率具有明显差异。王冰等分析了1009名门诊体检人员，发现颈椎病患者中，干部、技术员、财会人员发病率所占比分别为78.83%、74.21%和58.70%，情绪紧张、伏案工作者占59.75%；喜好高、中枕睡眠者占80.03%。史峰等分析了飞行员的颈椎病发病情况，认为民航飞行员的颈椎病患病率较普通人群要低，睡枕形状、咽部急慢性感染和总飞行时长为颈椎病致病危险因素。王勇超等通过更大样本量分析飞行员群体，总共纳入1993名飞行员，发现颈椎病发生率为10.8%，其中46.3%为颈型，18.1%为神经根型，13.9%为椎动脉型，15.3%为混合型。51~60岁发生率为46.2%，明显高于其他年龄段。随着飞行累计时间的增多，颈椎病发病率增高。杨欢野等研究医务人员的颈椎病现状，通过收集东莞市医疗机构309名工作人员，发现颈项疼痛占比87.40%，颈椎病发病率为17.80%，认为伏案工作时间、落枕、不良坐姿、枕高、工间休息等因素是造成颈椎病发生的高危因素。李勇等调查了1679例电信部门工作人员，发现颈椎病患病率为19.1%，以颈部肌肉痉挛、颈部固定点压痛为主要阳性体征，X线检查显示以生理曲度改变、项韧带钙化和增生为主。随着年龄和工龄的增长，颈椎病发病率显著增高。

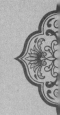

第一节　定　义

古典医籍对本病的论述，主要散见于"痹症""筋病""骨痹""颈肩痛""肩背痛""眩晕"等条目之下。《素问·长刺节论》曰："病在骨，骨重不可举，骨髓酸痛，寒气至，名曰骨痹。"《素问·痹论》谓："五脏皆有合，病久而不去者，内舍于其合也。故骨痹不已，复感于邪，内舍于肾；筋痹不已，复感于邪，内舍于肝""风寒湿三气杂至，合而为痹也。其风气盛者为行痹，寒气盛者为痛痹，湿气盛者为著痹"。

第二节　病因病机

现代医家认为颈椎病的成因较为复杂，首先风寒湿邪侵犯肌表，首犯太阳经，《伤寒论》有云："太阳病，项背强几几，反汗出恶风者，桂枝加葛根汤主之"。太阳经输不利，卫外不固，营卫失和，进而影响督脉，项背挛急，疼痛加剧，头颈转动受限。同时患者自身机体气血阴阳失和、五脏六腑失调。内因和外因共同致病，互为因果、相辅相成。通过数据挖掘技术分析目前对于颈椎病病机的研究，认为颈椎病有11种病因，涉及3个病位。主要病因是气虚，占21.16%，其次为痰、湿、寒、瘀、血虚、风、阴虚、阳亢、热、阳虚等。主要病位为肾，占比为7.79%，其次为肝、脾。一言概括颈椎病的基本病机是"气虚血瘀、本虚标实"。

1.风寒湿邪为首

风寒湿被认为是颈椎病首要致病因素。风为百病之长,风邪伤人可致太阳经输不利,营卫失和,从而出现颈项强硬等症状;寒为阴邪,易伤阳气,阳气受伤,气脉不通,不通则痛,表现为疼痛;寒主收引,寒凝气滞,筋失所养,则可见肌肉挛缩;湿邪重着,其性黏腻。《素问·痹论》:"风寒湿三气杂至,合而为痹也。其风气盛者为行痹,寒气盛者为痛痹,湿气盛者为著痹。"这段话明确指出了痹证的病因是"风寒湿"。《诸病源候论》:"由体虚腠理开,风邪在于筋故也……邪客关机,则使筋挛。邪客足太阳之络,令人肩背拘急也。"说明痹证是由于体质虚弱,卫外不固,风寒之邪侵入太阳经络而致。

2.气血、阴阳失调为环

气血阴阳为人体生命之本,《景岳全书》记载:"医道虽繁,而可以一言蔽之者,曰阴阳而已。"气血阴阳的平衡调节机体内在脏腑功能。《素问·调经论》:"人之所有者,血与气耳。"《寿世保元》认为:"人生之初,具此阴阳,则亦具此血气;所以得全性命者,气与血也。血气者,乃人身之根本乎。"血气不和,百病乃变化而生,"血之在身,随气而行,常无停积"。颈椎损伤后,"血行失度,随损伤之处而停积",所以"时损痛也";"积劳受损,经脉之气不及贯串",引起气虚血瘀,是劳损内伤本虚标实证候的原因。瘀血阻脉,不通则痛;瘀血之不除,新血不可生,气虚无援,血运不畅,荣养失职,引起了不荣则痛和肢麻等症状。

《灵枢·百病始生》:"风雨寒热,不得虚,邪不能独伤人","此必因虚邪之风,与其身形,两虚相得,乃客其形。"《临证指南医案》:"平昔操持,有劳无逸,阳气大泄",《伤科汇纂》:"无形之伤",也指此类证患。《中藏经》:"劳者,劳于神气也;伤者,伤于形容也。"《素问·阴阳应象大论》:"年四十,而阴气自半",正气虚弱,从而易感风、寒、湿等邪。《伤寒直格》:"不因一时所伤而病,乃久以渐积脏腑变动兴衰而病者,是曰因气变动也。"因过度、长期的劳力,积渐而使体质衰弱,元气损伤,为虚证。正如《素问·评热病论》中所云"邪之所凑,其气必虚。"

不论脏腑、经络,或皮肉、筋骨都离不开气血,气血之于形体,无处不到。"血行失度,随损伤之处而停积"以致"时损痛也";"积劳受损,经脉之气不及贯串",引起气虚血瘀,是劳损内伤本虚标实证候的原因。瘀血阻脉,不通则痛;瘀血之不除,新血不可生,气虚无援,血运不畅,荣养失职,引起了不荣则痛和肢麻等症状。损伤之后气血不和，痰湿凝滞经络。所谓痰湿乃同出一源也。《本草纲目》曾对痰湿产生的病症作了许多描述，如"入于经络则麻痹疼痛，入于筋骨则头项胸背腰痛，手足牵引隐痛。"

3.脏腑亏虚为本

随着年龄的增加，年老体弱而元阴元阳不足，筋骨之患迁延，或者外力致伤，精气不复，迁延劳损。主要发生在女子"六七"，男子"五八"前后，其时已"三阳脉衰于上""肾气衰"乃至"太冲脉衰少""督脉衰损"。所以年龄增长是颈椎病发病的一个重要因素。

《素问·调经论》还指出："百病之生，皆有虚实。"中医认为，肾之精气不足也是颈椎病的一个重要病因。年高肝肾不足，筋骨懈惰，引起椎间盘退化、颈部韧带肥厚钙化、骨赘增生等病变，造成椎间孔狭窄、神经根挤压、脊髓和血管受压，即逐渐出现颈椎病的各种症状。

随着年龄的增加，骨骼功能、五脏六腑逐渐衰退，劳损不可避免地促进了这一病理进程。《伤寒直格》指出："不因一时所伤而病，乃久以渐积脏腑变动兴衰而病者，是曰因气变动也"，多伤及人身之气。因过度、长期的劳力，使体质衰弱，元气损伤。元气虚损，使经脉之气不及贯串，气血养筋之功，失其常度，故易见肩背酸痛、肢疲乏力、动作无力等症。《张氏医通》："有肾气不循故道，气逆挟脊而上，致肩背痛。或观书对弈久坐而致脊背痛者。"

4.经络失养为使

《灵枢·经脉》中所载述："经脉者，所以能决死生，处百病，调虚实，不可不通。"经络系统的主要功能是沟通内外、运行气血、调节功能。气行于脉外、血行于脉中，调节五脏六腑的阴阳平衡，濡养各组织器官。

目前针灸对颈椎病的施治，以督脉、足太阳膀胱经、足少阳胆经、手少阳三焦经为主。分析颈椎病的病因，可见不单纯涉及颈项部肌肉、骨骼、软组织等，咽喉部异常亦可诱发颈椎病。据此，分析十二经脉和任督二脉的循行路线，发现除了手太阴经、手厥阴经之外，其余经脉均和颈项部存在紧密的联系。《灵枢·经脉》："大肠手阳明之脉……从缺盆上颈贯颊，入下齿中"；"胃足阳明之脉……从大迎前下人迎，循喉咙，入缺盆"；"脾足太阴之脉……上膈，挟咽，连舌本，散舌下"；"心手少阴之脉……其支者，从心系，上挟咽，系目系"；"小肠手太阳之脉……其支者，从缺盆循颈上颊"；"膀胱足太阳之脉……从巅入络脑，还出别下项，循肩髆内"；"肾足少阴之脉……循喉咙，挟舌本"；

"三焦手少阳之脉……其支者，从膻中上出缺盆，上项，系耳后，直上出耳上角"；"胆足少阳之脉……其支者……下加颊车，下颈，合缺盆"；"肝足厥阴之脉……上贯膈，布胁肋，循喉咙之后，上入颃颡"；"任脉……至咽喉"；"督脉……并于脊里，上至风府"。

第三节　辨证分型

"证候"的概念，最早可以追溯至2000多年前的《内经》，如"阴胜则寒，阳胜则热；阳虚则寒，阴虚则热"；"脾气虚则四肢不用，五脏不安，实则腹胀，经溲不利。"《伤寒论》确立了六经辨证体系，运用了表、里、寒、热、虚、实、阴、阳等概念，张仲景已明确提出伤寒六经证候、杂病脏腑证候，以及"观其脉证，知犯何逆，随证治之"的辨证论治思想，之后历代医家不断地予以丰富与完善。

现代证候的研究，始自上世纪50年代。中医学家任应秋、秦伯未、朱颜、孙世荃等倡导辨证论治，使"证候"成为一个独立的概念。几十年来，中医学术界对证候和辨证论治进行了系统、深入的研究，学术触角遍及理论、临床、实验研究的各个领域，明确规定："证"代表证候，"症"代表症状，"病"代表疾病。

1994年国家中医药管理局出版的《中医病证诊断疗效标准》针对颈椎病提出了标准化的分型：

（1）风寒湿浸：颈、肩、上肢窜痛麻木，以痛为主，头有沉重感，颈部僵硬，活动不利，恶寒畏风，舌淡红，苔薄白，脉弦紧。

（2）气滞血瘀：颈肩部、上肢刺痛，痛处固定，伴有肢体麻木，舌质暗，脉弦。

（3）痰湿阻络：头晕目眩，头重如裹，四肢麻木不仁，纳呆，舌暗红，苔厚腻，脉弦滑。

（4）肝肾不足：眩晕头痛，耳鸣耳聋，失眠多梦，肢体麻木，面红目赤，舌红少津，脉弦。

（5）气血亏虚：头晕目眩，面色苍白，心悸气短，四肢麻木，倦怠乏力，舌淡苔少，脉细弱。

因为颈椎病存在不同分型，历代医家结合自身的实践和理论基础，围绕不同亚型凝练出更多的辨证分型。目前学界较为认可的方式是，根据不同的颈椎病亚型，逐一进行辨证论治——先辨病，再辨证。

1.颈型颈椎病

颈型颈椎病主要表现为颈枕部疼痛不适、肌肉僵硬、颈部活动受限或强迫体位等。针对该型颈椎病患者，医家普遍认为本病"肝肾亏虚是本，风寒湿邪是标"，并以"邪实"为主，处方上多选用疏风散寒解肌、活血化瘀止痉之剂。目前临床常辨证为风寒湿阻、痰瘀化火、肝肾亏虚。

2.神经根型颈椎病

神经根型颈椎病主要表现为与脊神经根分布区相一致的感觉、运动障碍及反射变化，如手指麻木、指尖过敏及皮肤感觉减退等。医家针对本型颈椎病的证候分类多为风寒湿型、气滞血瘀等。

3.脊髓型颈椎病

脊髓型颈椎病主要表现为缓慢进行性双下肢麻木、发冷、疼痛、走路欠灵、无力等，晚期下肢或四肢瘫痪、二便失禁或尿潴留等。古代医家认为脊髓的生理功能和脾肾关系密切。现代医家在辨证分型时亦普遍注重脾肾亏虚。

4.其他型颈椎病

其他型颈椎病是最新专家共识确定的类型，可以参见既往研究中的交感型颈椎病和食管型颈椎病等。主要表现为头痛或偏头痛，有时伴有恶心呕吐、记忆力减退、视物模糊、耳鸣、盗汗、心悸胸闷等症状。医家普遍认为早期以气虚为主，病情日久而形成气血两虚或肾气亏虚。

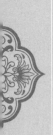

第三章
西医学对颈椎病的认识

第一节　发病机制

　　国内对于颈椎病的认识起自20世纪60年代，随着临床医学的发展，对于颈椎病认识不断深化，特别是CT、MRI等技术的应用，对于颈椎病概念的分歧越来越小，"颈椎病"一词逐渐被大家所接受。不同类型的颈椎病，临床症状表现不尽相同，故而其发病机制有共性问题，亦有个性问题。目前广为接受的研究理论包括退行性病变理论、先天发育性颈椎管狭窄理论、慢性劳损理论、咽部炎症理论等。

1. 共性发病机制

　　（1）一般因素：男性的颈椎病发病率明显高于女性，可能和工作强度等存在紧密联系。根据流行病学的研究，随着年龄的增长，颈椎病发病率显著增高。职业因素亦是不可忽视的一个方面，调查发现文职、司机等颈椎病呈高发态势。外伤是导致颈椎病的一个重要环节，常容易造成软组织或者微小关节损伤，导致颈椎病反复发作。生活习惯如高枕睡眠、饮酒和不良坐卧姿等亦会对颈椎造成一定损伤。

　　（2）先天因素：先天性的解剖异常，比如先天性椎体融合、颈椎发育不全、颅底凹陷、颈部韧带钙化、棘突畸形等均与颈椎病的发生密切相关。

　　（3）后天因素：颈椎是脊柱中活动度最大的部分，人体在20~30岁时颈椎便开始出现退变，表现为椎间盘的纤维环排列紊乱、断裂、髓核脱水引起椎间张力下降，导致椎间不稳。有学者认为椎节的失稳一方面直接引起颈部各肌群之间的失衡而引起肌肉的防御性痉挛，另一方面可引起椎间出血水肿，直接刺激分布于椎间周围的窦椎神经末梢。

慢性劳损是导致颈椎病退变的最关键原因。①内源性稳定：包括椎体、附件、椎间盘及相连的韧带为静力平衡；②外源性稳定：由颈部肌肉调节和控制，颈部肌肉分为主动肌和拮抗肌，主动肌发动和完成运动，而拮抗肌控制和修正运动，产生了颈椎运动的原始动力，即动力平衡。动力平衡和静力平衡处于动态平衡中，如果某一环节遭受破坏，均可引起生物力学失衡，最终导致颈椎病的发生。

颈部，特别是咽部的炎症是颈椎病发病的另一个重要原因。由于颈椎处的炎性改变，如炎症本身及其分泌物和代谢产物等，均可直接刺激邻近的肌肉、韧带，或者是通过丰富的淋巴系统使炎症在局部扩散，造成颈椎局部的肌张力降低，引起韧带松弛和椎体关节内外平衡失调，打破了局部的完整性与稳定性。

2.个性发病机制

（1）颈型颈椎病：颈型颈椎病主要病理特征为窦椎神经及颈神经后支受刺激而引发的症状。在颈椎退变的初期，首先髓核与纤维环发生脱水、变性及椎节局部张力降低，继而引起椎间隙的松动与不稳；失稳的椎节不仅引起颈椎局部的内外平衡失调及颈肌防御性痉挛，而且同时直接刺激分布于后纵韧带及两侧根袖处的窦椎神经末梢，以致发生颈部症状。椎周软组织的急慢性损伤一方面可引起无菌性炎症、组织间疤痕、粘连以及挛缩，可刺激、卡压穿行其间的血管、神经而引起症状；另一方面，粘连、挛缩的椎周软组织可牵拉其附着的椎骨发生力平衡失调。

（2）神经根型颈椎病

1）机械压迫学说：从解剖角度看，颈椎上下关节突关节面与水平面成45°角，而钩椎关节的结构特点决定了生长的骨赘容易压迫神经根，而且神经根周围结缔组织排列形式均与周围神经不同，典型神经根内的神经纤维呈平行排列，其间无致密结缔组织，因此与周围神经相比对各种机械因素的影响更敏感。另外，神经根无神经外膜保护，也更容易受到压力的损伤。

2）化学神经根炎学说：目前普遍认为，炎症介质刺激神经根是产生根性痛的主要原因。纤维环破裂会导致周围的炎症反应，从而累及神经根。糖胺聚糖从破裂的纤维环漏出，即使在没有神经受压的情况下，也会导致根性痛。神经肽可能调节或影响炎症的某一阶段，在脊柱退行性病变中起着重要作用。环境因素和脊柱退变之间的环节造成生物化学因素的调节紊乱，即环境或结构因素引起神经节中神经肽的释放，神经肽进一步通过刺激炎症因子和组织降解酶的合成，促进功能脊柱单位的退变过程。而退变能使脊柱机械强度更加削弱，神经节对环境因素更加敏感，因此产生了一个退行性变的循环。

3）自身免疫学说：神经根的炎症、疼痛可能通过暴露的椎间盘组织所致的自身免疫反应而产生。机体存在固有免疫，对于免疫系统未接触过的任何物质，均会促发抗原-抗体免疫应答。椎间盘的髓核组织是体内最大的、无血管的封闭结构组织，与周围循环毫无接触，其营养主要来自纤维环的弥散作用，故人体髓核组织是排除在机体免疫机制之外的，一旦暴露于免疫系统，就可触发免疫应答。

（3）脊髓型颈椎病

1）脊髓受压学说：脊髓受压学说认为脊髓型颈椎病的发病由静态因素和动态因素造成：静态因素包括椎管狭窄、椎体形变、椎间盘突出、后纵韧带钙化、椎体后缘及椎间关节骨赘形成、黄韧带肥厚等；而动态因素包括退变、创伤、颈椎不稳造成的过度运动；颈椎过伸时椎管横截面积可缩小11%~16%，而相应的脊髓面积可增加9%~17%。正常椎管具有一定的剩余空间，在脊柱伸屈时为脊髓提供足够的缓冲余地。在病理状态下，椎间隙变小而导致发病。

2）脊髓缺血学说：从解剖上看，脊髓的血液供应动脉主要有脊髓根动脉、前动脉、后动脉及后根动脉，供应范围分别为脊髓横断面的2/3，灰质前柱、中间部及后柱的基底以及白质前索和外侧索深部，后索全部、外侧索浅部及灰质后部大部分。脊髓型颈椎病很容易压迫前后动脉，引起脊髓缺血的病理改变。另外，静脉受压，回流障碍也可能与脊髓型颈椎病发病有关。

（4）其他型颈椎病：既往无其他型颈椎病的类型，主要涉及椎动脉型颈椎病、食管型颈椎病、交感型颈椎病。围绕这些类型的颈椎病，其发病机理有一定的探讨，主要侧重于解释各个临床症状。

1）机械压迫学说：类似于神经根型颈椎病和脊髓型颈椎病，硬性压迫是导致其他型颈椎病发作的主要原因，如压迫椎动脉、交感神经等。颈椎骨质增生、解剖畸形、椎周软组织、颈椎活动因素等对椎动脉的机械压迫，导致椎动脉供血障碍，进而诱发头晕等症状，也就是既往椎动脉型颈椎病的主要病因。另外，这些赘生物如果作用于交感神经链，亦可引起椎－基底动脉痉挛与血流量减少。

2）血管、神经病变学说：血管本身的先天性畸形、闭塞及血管壁发生的粥样硬化性病变是其他型颈椎病中重要致病因素。颈交感神经的分布范围广泛，椎动脉周围的交感神经不仅在椎动脉外膜形成神经丛，而且随椎动脉进入颅内随迷路动脉分布到内耳，在其他型颈椎病中常可以观察到交感神经纤维被牵拉刺激。

3）体液因子学说：各类机体内分泌的物质如血浆内皮素、五羟色胺、多巴胺、去甲肾上腺素等均有报道认为可以作用于血管或神经，调节血管和神经的功能，进而影响机体的生理和病理过程。

第二节 诊治流程

一、颈项解剖和功能

颈椎病是骨系疾病，病理机制、临床症状和解剖紧密联系，熟练掌握颈椎骨骼、肌肉、神经、血管的解剖，有效辅助临床诊断，明确病性和病位，进而提高临床诊疗效果。

1. 颈项解剖

（1）颈项椎骨：颈椎是头以下、胸椎以上的部位。颈椎共有7个颈椎骨组成，是脊柱椎骨中体积最小，但灵活性最大、活动频率最高、负重较大的节段。大部分颈椎都由1个椎体、1个椎弓及7个突起（1对棘突、1对横突、2对关节突）构成，各椎体之间由韧带、椎间盘连接。除了第1、2颈椎骨外，形状均和典型的椎骨类似（图3-1）。

第1颈椎又叫寰椎，它没有椎体和棘突，由前后弓和侧块组成（图3-1）。

第2颈椎又叫枢椎，它和一般的颈椎相似，但椎体上方有齿状的隆突称为齿突，此齿突可视为寰椎的椎体（图3-1）。

第7颈椎又叫隆椎，是颈椎最下面的一个，除了它伸向后方的棘突最长，其余结构和普通锥体一样。它隆突于皮下，随着颈部转动而转动，是临床上作为辨认椎骨序数的标志（图3-1）。

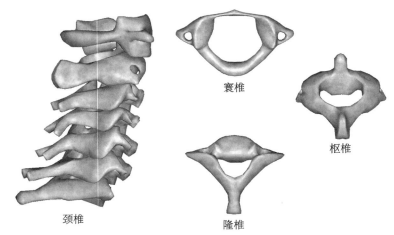

寰椎

枢椎

颈椎

隆椎

图 3-1　颈椎骨结构解剖图

（2）颈项肌肉：颈项部肌肉较多，主要分成浅层肌群和深层肌群，在此基础上再分成颈前肌群和颈后肌群（表 3-1、图 3-2）。

表 3-1　肌肉起止点、作用和神经支配

肌名		起点	止点	作用	神经支配
浅层	胸锁乳突肌	胸骨柄和锁骨内上缘	颞骨乳突	单侧收缩使头向同侧屈，并转向对侧；双侧收缩则使头后仰	副神经
	斜方肌上束	项韧带、第7颈椎棘突	锁骨、肩峰内缘及肩胛冈下缘	肩胛骨固定时，单侧收缩使颈向同侧倾斜、面向后仰旋向对侧；双侧收缩使头后仰	副神经
深层	I类颈前 前斜角肌	C_{3-5} 横突前结节	第1肋骨上缘内侧	单侧收缩颈同侧屈，对侧旋、前屈；双侧收缩上提第1肋骨	C_{5-7} 神经
	中斜角肌	C_{2-7} 横突后结节	第1肋骨上缘外侧	单侧收缩颈同侧屈，对侧旋、前屈；双侧收缩上提第1肋骨	C_{2-7} 神经
	后斜角肌	C_{5-7} 横突后结节	第2肋骨外侧	单侧收缩颈同侧屈，对侧旋、前屈；双侧收缩上提第2肋骨	C_{2-8} 神经
	I类颈后 肩胛提肌	C_{1-4} 横突	肩胛骨内上角	上提肩胛骨；肩胛骨固定时，使颈屈向同侧	C_{4-8} 神经
	菱形肌	C_{6-7} 和 T_{1-4} 棘突	肩胛骨内侧缘	近固定时，使肩胛骨上提、后缩和下回旋；远固定时，两侧收缩，使脊柱胸段伸	C_{4-5} 神经
	头夹肌	胸锁乳突肌上端的深面	乳突下部和上项线的外侧部	单侧收缩使头转向同侧；双侧收缩使头颈后仰	C_{2-5} 神经
	颈夹肌	头夹肌的外侧和下方	上位三个椎的横突		

续表

肌名			起点	止点	作用	神经支配
深层	II类颈前	头长肌	C$_{3-5}$横突	枕骨	单侧收缩侧弯；双侧收缩头颈屈曲	C$_{1-2}$神经
		颈长肌	椎骨横突前方	下位椎骨横突前方上侧		C$_{2-4}$神经
	II类颈后	半棘肌	C$_4$~T$_{12}$横突	上位六到八椎的棘突，止于下项线	单侧收缩头颈、脊柱向对侧旋转；双侧收缩头颈、脊柱后伸	C$_4$-T$_{12}$神经

注：I类肌肉起于颈椎，止于颈椎之外的骨或韧带，作用是让颈椎向不同方向倾斜或旋转；II类肌肉起于颈椎，止于其他颈椎或胸椎，作用是让颈椎向不同方向弯曲

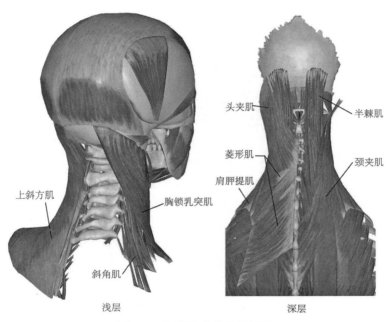

浅层　　　　　　　深层

图3-2　颈项肌肉结构解剖图

（3）颈项椎骨之间的连接——椎间盘、关节和韧带：各颈椎之间借椎间盘、韧带（前纵韧带、后纵韧带）、其他辅助韧带黄韧带、棘间韧带连接。①椎间盘：即椎间纤维软骨盘，是椎体之间的主要连接方式；②椎间关节：包括普通颈椎的关节突关节、钩椎关节等；③韧带：在颈椎椎体及椎弓周围有一系列韧带对颈椎固定，限制颈椎的运动。

C$_1$与C$_2$之间为寰枢关节，无椎间盘。从C$_2$至T$_1$共有6个椎间盘。每个椎间盘由纤维环、髓核和椎体的透明软骨板所组成，纤维环前部厚，后部较薄，其上下纤维均由软骨细胞与软骨板相连，组成一个封闭的球样体。不论外

力从上下来，还是从左右来，它的体积均不变，压力则平均地分配到各个方向（图3-3）。

后纵韧带较细长，虽亦坚韧，但较前纵韧带（人体内最长的韧带）弱，位于椎体的后方，为椎管的前壁。在颈部脊柱、椎体的侧后方有钩椎关节，为椎间孔的前壁。钩椎关节的后方有颈脊神经根，根动、静脉和窦椎神经；其侧后方有椎动脉、椎静脉和椎神经（图3-3）。

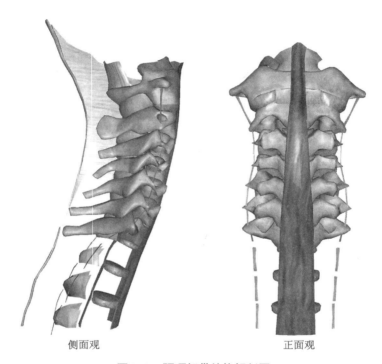

侧面观　　　　　　　　　　正面观

图3-3　颈项韧带结构解剖图

椎弓由椎间关节和韧带连结。相邻椎骨的上下关节面构成椎间关节，由薄而松弛的关节囊韧带连结起来，其内有滑膜。横突之间有横突间肌，对脊柱的稳定性所起的作用很小。椎板之间有黄韧带，呈扁平状，黄色，弹性大，很坚韧，是由弹力纤维组成。棘突之间有棘间韧带和棘上韧带，使之相互连结（图3-3）。

（4）颈项血管：颈椎骨的血液循环主要来自椎间动脉。颈椎的椎间动脉多发自椎动脉。椎间动脉一般一条，有时成对，沿脊神经根的腹侧，经椎间孔进入椎管内。在椎间孔内分为3个主要分支：①脊侧支：供应硬膜，硬膜外组织、黄韧带和椎弓；②中间支：供应神经根和其脊膜；③腹侧支：供应硬膜、硬膜外组织，韧带和椎体（图3-4）。

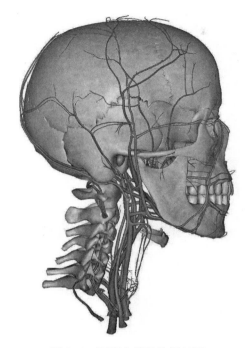

图3-4　颈项血管结构解剖图

（5）颈项神经：颈神经C_{1-8}，分前支（脊神经前支）和后支，其中C_{1-4}神经前支组成颈丛，C_{5-8}及T_1大部分神经前支组成臂丛。

1）颈神经后支（图3-5）：除C_1神经外，其他颈神经后支均分为内侧支和外侧支，所有颈神经后支都支配肌肉，而分布至皮肤的仅C_{2-5}神经后支的内侧支。

C_1神经后支，又称枕下神经，一般较前支粗大。经寰椎后弓上方和椎动脉下方向后进入枕下三角，分布于该区的肌肉（头后大直肌、头后小直肌、头上斜肌、头下斜肌和头半棘肌）。此外，C_1神经还发出一细支穿头下斜肌或经该肌表面，与C_2神经后支的内侧支联合。枕下神经一般属运动性，但偶尔发出皮支与枕动脉伴行，分布至枕部的皮肤。

C_2神经后支是脊神经后支中最大的一支，也比相应的前支粗大得多。该支在寰椎后弓和枢椎板之间后行，于头下斜肌下方穿出，并发出肌支支配该肌。与C_1神经后支交通后分为较小的外侧支和较大的内侧支。内侧支为枕大神经，在头下斜肌和头半棘肌之间上升，穿头半棘肌及斜方肌腱，与 C_3 神经后内侧支发出的细支联合后，在枕区与枕动脉伴行，其分支与枕小神经相联合后分布至颅顶部的皮肤及头半棘肌，有时也发出分支到耳廓后上部的皮肤。

当枕大神经穿经颈部伸肌附着处发生病变时，或者当 C_1、C_2 椎间关节炎累及第2颈神经后内侧支时，常引起枕大神经分布区疼痛和感觉异常，称枕大神经痛。

C_3 神经后支较该神经的前支小，由脊神经发出后，绕 C_3 颈椎的关节突向后，穿横突间肌内侧，分为内侧支和外侧支，内侧支行于头半棘肌和颈半棘肌之间，穿夹肌和斜方肌后分布于皮肤。当其在斜方肌深面时，发出一支穿斜方肌，分布于枕下区的皮肤，该支被称为 C_3 枕神经。C_3 枕神经行走在枕大神经的内侧并与其交通支相连。有时后内侧支可与 C_2 神经后内侧支及枕下神经连接，在头半棘肌下方，形成颈后神经丛。外侧支为肌支，常与 C_2 神经后外侧支相连。

C_{4-8} 神经后支，它们均绕相应的椎间关节向后，分为内侧支和外侧支。C_4、C_5 神经后支的内侧支行于颈半棘肌和头半棘肌之间，至棘突附近穿夹肌和斜方肌，分布于皮肤，有时 C_5 神经后内侧支不到达皮肤。C_{6-8} 神经的后内侧支较小，不到达皮肤，分布于颈半棘肌、头半棘肌、多裂肌和棘突间肌。它们的后外侧支均为肌支，分布于颈髂肋肌、头最长肌和颈最长肌。

2）颈神经前支（图3-5）：除 C_1 神经前支外，其余颈神经前支都在颈横突前间肌与横突后间肌之间穿出。上4对颈神经前支组成颈丛，下4对颈神经前支与第1胸神经前支大部分组成臂丛。每一条颈神经前支至少从交感干神经节接受一条灰交通支，上4对颈神经前支从颈上神经节接受灰交通支，C_5、C_6 神经前支从颈中神经节接受灰交通支，C_7、C_8 神经前支从颈胸神经节接受灰交通支。

颈丛由 C_{1-4} 神经前支构成，位于上4个颈椎的外侧，肩胛提肌和中斜角肌的前方，胸锁乳突肌和颈内静脉的深面。除 C_1 神经前支外，其余3条颈神经前支都分成升、降两支，相互联合、交织成襻，再由襻发出分支分布至颈部的肌肉、膈及头、颈、胸部的部分皮肤。

C_1 神经前支在寰椎后弓的椎动脉沟内椎动脉的下方外行。与后支分开后，先在椎动脉内侧绕寰椎侧块的外侧向前，继而在寰椎横突前方下降，与 C_2 神经前支的升支在颈内静脉的后方互相联合，形成颈丛的第一个襻。

C_2 神经前支在寰椎和枢椎椎弓之间穿出，绕枢椎的上关节突，经以上两椎骨横突之间，在 C_1 横突后间肌的前面，由椎动脉的后方至其外侧，行于头长肌和肩胛提肌之间。升支与 C_1 神经前支联合成袢，降支与 C_3 颈神经前支的升支联合，形成颈丛的第二个袢。

C_3 神经的前支在椎动脉的后方经头长肌与中斜角肌之间穿出，在此发出升支与 C_2 神经降支联合形成袢，降支与 C_4 神经升支联合，形成颈丛的第三个袢。

C_4 神经前支经椎动脉后方，行于前斜角肌与中斜角肌之间，其升支与 C_3 神经的降支联合成袢，降支与 C_5 神经联合。

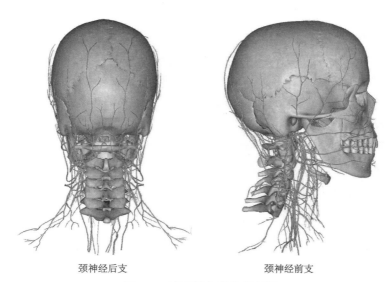

颈神经后支　　　　　　　　　　颈神经前支

图3-5　颈项神经结构解剖图

3）颈丛（图3-6）：颈丛的分支分为深、浅两组，浅支穿颈筋膜分布于皮肤，而深支则多分布至肌肉。

浅支组：各支均在胸锁乳突肌后缘中点附近（神经点）穿出，散开行向各方，其分支有耳大神经、枕小神经、颈横神经和锁骨上神经。

耳大神经：颈丛最大的分支，起自 C_2、C_3 神经前支，从颈丛发出后，绕胸锁乳突肌后缘，向前上方斜越胸锁乳突肌表面，穿深筋膜，在颈阔肌和颈外静脉深面，向下颌角的方向上行至腮腺处，分为前、后两支，前支经腮腺表面，分布于腮腺表面及覆盖咬肌下部的面部皮肤，并与腮腺内的面神经分支相联系。后支分布于乳突表面、耳廓背面（上部除外）、耳甲及耳垂的皮肤。后支还与枕小神经、迷走神经的耳支和面神经的耳后支相交通。

枕小神经：来自C_2神经前支和C_3神经前支，或来自两者之间形成的颈丛第二袢。从颈丛发出后钩绕副神经，沿胸锁乳突肌后缘上升，至头部附近穿出深筋膜，越胸锁乳突肌止点的后部，在耳廓的后方上行到头的侧面。分布至耳廓后上部、耳廓内面上1/3、乳突部及枕部外侧区的皮肤，并与耳大神经、枕大神经和面神经的耳后支相联系。

颈横神经：又名颈前皮神经，由C_2、C_3神经前支的纤维组成，于胸锁乳突肌后缘中点处钩绕该肌，沿其表面横行向内，至胸锁乳突肌前缘处穿深筋膜浅出，在颈阔肌深面与面神经颈支构成小的神经丛。另一部分分支穿颈阔肌分布到颈前上部的皮肤。降支穿颈阔肌行向前外，分布于颈前外侧区的皮肤，下达胸骨。

锁骨上神经：一条总干起于C_3、C_4神经前支，在起始部常与斜方肌的肌支联合，在从胸锁乳突肌后缘中点处穿出前又分开，从该肌后缘穿出后在颈深筋膜浅层和颈阔肌深面下行，在锁骨附近浅出。分成锁骨上内侧神经、锁骨上中间神经和锁骨上外侧神经。锁骨上内侧神经分布于第2肋以上的皮肤和胸锁关节。中间神经分跨过锁骨分布于三角肌、胸大肌表面的皮肤，最下到第2肋平面，在第2肋附近于胸神经皮支相重叠。外侧支在斜方肌和肩峰的表面下降，分布于肩胛后上部的皮肤。

深支组：为肌支及其他神经之间的交通支，这些分支可分为向后外行走的外侧组和向前内侧行走的内侧组。

深支内侧组（表3-2）：

表3-2 深支内侧神经分布表

	神经	神经来源
交通支	与舌下神经的交通支	C_{1-2}
	与迷走神经的交通支	C_{1-2}
	与交感神经的交通支	C_{1-4}
肌支	头外侧直肌支	C_1
	头前直肌支	C_{1-2}
	头长肌支	C_{1-3}
	颈长肌支	C_{2-4}
	颈袢下根	C_{2-3}
	膈神经	C_{3-5}

深支外侧组（表3-3）：

表3-3　深支外侧神经分布表

	神经	神经来源
交通支	与副神经的交通支	$C_{2\sim4}$
	胸锁乳突肌支	$C_{2\sim4}$
肌支	斜方肌支	C_2
	肩胛提肌支	$C_{3\sim4}$
	中斜角肌支	$C_{3\sim4}$

（6）臂丛：下4对（$C_{5\sim8}$）前支与T_1神经前支大部分组成臂丛，通常臂丛的常见组成有两种：前置型和后置型。前置型臂丛C_4神经前支较大而缺乏T_1神经前支，后置型臂丛缺乏C_5神经前支但含有T_2神经前支（图3-6）。

肌皮神经（$C_{5\sim7}$）：肌皮神经由臂丛外侧束延续而成。穿过喙肱肌，分布于喙肱肌、肱二头肌和肱肌，然后作为前臂外侧皮神经至前臂。

正中神经（$C_{6\sim8}$，T_1）：正中神经由臂丛内、外侧束的终支汇合而成。在上臂一般无分支。前臂前群分布于桡侧腕屈肌、旋前圆肌、掌长肌、指浅屈肌、指深屈肌桡侧端、拇长屈肌、旋前方肌。手肌分布于鱼际肌（拇短展肌、拇短屈肌、拇对掌肌）、第1、2蚓状肌。皮支分布于掌心桡侧2/3、手指桡侧掌面3/5、中节和远节指背面桡侧3/5。

尺神经（$C_{7\sim8}$，T_1）：尺神经与臂丛内侧束相延续，像正中神经一样在上臂没有分支。前臂前群分布于尺侧腕屈肌、指深屈肌尺侧。手肌分布于拇收肌、小鱼际肌（小指展肌、小指短屈肌、小指对掌肌）、第3、4蚓状肌、骨间背侧肌、骨间掌侧肌。皮支分布于手背尺侧端和尺侧手指背侧皮肤。

桡神经（$C_{5\sim8}$，T_1）：桡神经是臂丛后束的延续。在上臂位于肱骨的桡神经沟内与肱深动、静脉伴行。经肱骨外上髁前面分为浅支和深支。臂后群分布于肱三头肌，前臂前群分布于肱桡肌，前臂后群分布于旋后肌群（肘肌、肱桡肌、桡侧腕长伸肌、旋后肌、桡侧腕短伸肌、尺侧腕伸肌、指伸肌和小指伸肌、示指伸肌、拇长伸肌、拇长展肌、拇短伸肌）。皮支分布于臂后皮神经（臂后区）、臂外侧下皮神经（臂下外侧区）、前臂后皮神经（前臂后区）。

腋神经（$C_{5\sim6}$）：腋神经是臂丛后束的一个分支。它与旋肱后动脉一起从后面绕过肱骨颈分布于三角肌、小圆肌和三角肌区的皮肤。

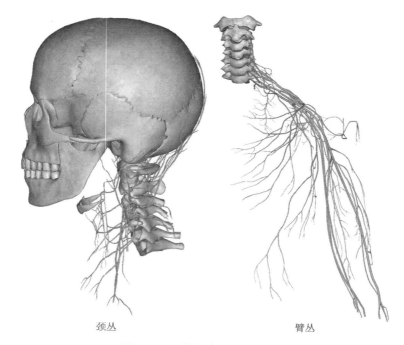

颈丛   臂丛

图3-6 颈丛和臂丛结构解剖图

2.颈项功能 生理状态下，颈项部通过一定的前屈后伸、左右旋转，进而扩大视野范围（图3-7）。

（1）颈项前屈

主要动作肌：胸锁乳突肌。

辅助肌：头长肌、颈长肌、前斜角肌、舌骨下肌群、中斜角肌、后斜角肌和头前直肌。

最大运动范围：45°。

（2）颈项后伸

主要动作肌：斜方肌、头半棘肌、头夹肌、颈夹肌、骶棘肌、颈髂肋肌、头最长肌、头棘肌、颈棘肌和颈半棘肌。

辅助肌：多裂肌、头上斜肌、头下斜肌、头后大直肌、头后小直肌和肩胛提肌。

最大运动范围：45°。

（3）颈项侧屈

主要动作肌：斜方肌、胸锁乳突肌、斜角肌（前中后）、颈夹肌、头夹肌、肩胛提肌和头颈半棘肌。

辅助肌：竖脊肌、头颈最长肌、多裂肌、回旋肌、横突间肌、枕下肌群和棘突间肌。

最大运动范围：35°~45°。

（4）颈项旋转

主要动作肌：胸锁乳突肌、前斜角肌、中斜角肌和后斜角肌。

辅助肌：头夹肌、颈夹肌、半棘肌。

最大运动范围：60°~80°。

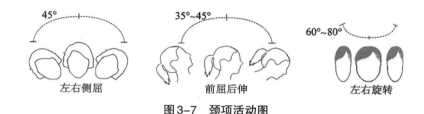

图3-7　颈项活动图

二、颈椎病诊断

颈椎病临床诊疗必须注重症状、体征、影像表现，三者互为一体，才可以明确诊断，同时开展相应的治疗工作。

根据2018年中华外科编辑部出版的《颈椎病的分型、诊断及非手术治疗专家共识（2018）》，明确提出了颈椎病的诊断原则，进一步完善了颈椎病的分型。

1.诊断原则

（1）具有颈椎病的临床表现。

（2）影像学检查显示颈椎椎间盘或椎间关节有退行性改变。

（3）有相应的影像学依据，即影像学所见能够解释临床表现。

最后尤其注意：各种影像学征象对于颈椎病的诊断具有重要参考价值，但仅有影像学检查所见的颈椎退行性改变而无颈椎病临床症状者，不应诊断为颈椎病。具有典型颈椎病临床表现，而影像学所见正常者，应注意排除其他疾患。

2.诊断标准

（1）颈型颈椎病

1）患者主诉枕部、颈部、肩部疼痛等异常感觉，可伴有相应的压痛点。

2）影像学检查结果显示颈椎退行性改变。

3）除外其他颈部疾患或其他疾病引起的颈部症状。

（2）神经根型颈椎病

1）具有较典型的神经根症状（手臂麻木、疼痛），其范围与颈脊神经所支配的区域一致，体检示压颈试验或臂丛牵拉试验阳性。

2）影像学检查所见与临床表现相符合。

3）除外颈椎以外病变（胸廓出口综合征、网球肘、腕管综合征、肩周炎、肱二头肌腱鞘炎及肺尖部肿瘤等）所致以上肢疼痛为主的疾患。

（3）脊髓型颈椎病

1）临床上出现典型的颈脊髓损害表现，以四肢运动障碍、感觉及反射异常为主。

2）影像学检查所见有明确的脊髓受压征象，并与临床症状相应。

3）除外肌萎缩侧索硬化症、椎管内占位、急性脊髓损伤、脊髓亚急性联合变性、脊髓空洞症、慢性多发性周围神经病等。

（4）其他型颈椎病：该分型涵盖既往分型中的椎动脉型、交感型颈椎病。

1）临床表现为眩晕、视物模糊、耳鸣、手部麻木、听力障碍、心动过速、心前区疼痛等一系列交感神经症状，体检示旋颈试验阳性。

2）影像学表现：X线片可显示节段性不稳定，MRI可表现为颈椎间盘退变。

3）除外眼源性、心源性、脑源性及耳源性眩晕等其他系统疾病。

3.临床诊疗流程

（1）颈项压痛点

1）棘突间压痛：此对颈椎病的定位关系密切，尤其是病变早期，压痛点的位置一般均与受累的椎节相一致。但对后期病例，由于椎间关节周围韧带已硬化或骨化以及骨赘形成，则压痛点反而不明显。

2）椎旁压痛：沿棘突两侧由上而下、由内及外按顺序进行检查有无压痛。常见的压痛以下颈椎横突，肩胛骨内侧及第1、2胸椎旁为多，基本上沿斜方肌走行（图3-8）。

注意其他部位的压痛：例如肩周炎的压痛多位于肩部附近，包括冈上肌。前斜角肌综合征患者压痛点位于锁骨上窝，而在乳突和枢椎棘突之间的压痛多提示枕神经受累。

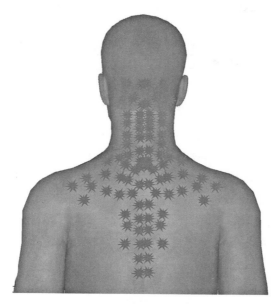

图3-8　颈项压痛点分布图

（2）颈项功能检查：对一般病例仅令患者作颈部前屈、后伸、旋转与侧屈活动，并与正常加以比较即可。但对严重病例或施行手术与随访观察者，则需采用半圆尺或头颈活动测量器加以测量，并予以记录。

在正常情况下，除瘦体形者活动度较大和胖体形者活动略小外，一般无明显受限。而在神经根型和颈型颈椎病患者，其颈椎屈伸影响较大，其他型则可能颈部后伸活动异常，其他类型一般多无影响。

（3）辅助检查

1）前屈旋颈试验：又称Fenz征。先令患者头颈部前屈，之后嘱其向左右旋转活动，如颈椎处出现疼痛为阳性，提示颈椎骨关节病，表明颈椎小关节多有退行性变。

2）椎间孔挤压试验：又称击顶（或压顶）试验或Spurling试验。先令患者将头向患侧倾斜，检查者左手掌平放于患者头顶部，右手握拳轻叩击手背部，使力量向下传递。如有神经根性损害，由于椎间孔的狭小而出现肢体放射性疼痛或麻木等感觉则为阳性。对根性疼痛剧烈者，检查者仅用双手叠放于患者头顶向下加压即可诱发或加剧症状。当患者头部处于中立或后伸位时出现加压试验阳性者，则称为Jackson压头试验阳性。

3）椎间孔分离试验：又称颈试验。与前者相反，对疑有根性痛者，让其端坐，检查者双手分别托住患者下颌并以胸或腹部抵住患者枕部，逐渐向上行颈椎牵引，以逐渐扩大椎间孔。如上肢麻木疼痛等症状减轻或颈部有松快感，则为阳性，此多系神经根型颈椎病。

4）颈脊神经根张力试验：又称Eaten试验。因同时检查臂丛神经，故又称为臂丛牵拉试验。患者取坐位（站位亦可），头稍低并转向健侧。检查者立于患侧，一手抵于颞顶部，并将其推向健侧，另一手握住患者手腕部将其牵向相反方向，如患者肢体出现麻木或放射痛时则为阳性。但在判断上应注意，除神经根型者可为阳性外，臂丛损伤、前斜角肌综合征患者均可呈现阳性结果。如再迫使上肢内旋，则为Eaten加强试验。

5）颈静脉加压试验：又称压颈试验。检查者双手压于颈静脉处，使其颅内压增高而诱发或加重根性痛。阳性者除可见于神经根型颈椎病，亦可见于颈脊髓硬膜下肿瘤患者，故又可称为脑脊液冲动征。

6）上肢后伸试验：患者取坐、立位均可，检查者立于其身后，一手置于健侧肩部起固定作用，另一手握于患者腕部，并使其逐渐向后向外呈伸展状以增加对颈脊神经根或臂丛神经的牵拉。阳性者患肢出现放射痛，表明颈脊神经根或臂丛有受压或损伤情况。

7）前斜角肌加压试验：检查者双手拇指在锁骨上窝偏内，相当于前斜角肌走行部加压。阳性者则上肢出现放射痛与麻木感。下颈段颈椎病与前斜角肌综合征患者均可出现阳性。

8）旋颈试验：主要判定椎动脉状态，故又可称为椎动脉扭曲试验。患者头部略向上仰，嘱患者自主做向左、右旋颈动作，如出现椎-基底动脉供血不全征时，即属阳性。因此试验可引起呕吐或猝倒，检查者应密切观察以防意外。除椎动脉型颈椎病外，血管疾病患者亦可出现阳性。

（4）运动障碍：酌情对全身或部分肌肉的肌张力、肌力、步态、姿势、肢体运动及有无肌萎缩等有步骤地进行检查。

1）肌张力：即当肌肉松弛时，在被动运动中所遇到的阻力。一般应在温暖的房间中进行，并嘱患者切勿紧张，肌肉尽量放松。在颈椎病范围内常做的检查有以下2种。

①肢体下坠试验：患者仰卧、闭目，检查者举起一个肢体后突然放开，肌张力高时坠速缓慢，减退得则快，左右对比之。

②上肢伸举试验：患者闭目、双臂平伸，有锥体束张力痉挛或小舞蹈症者，前臂渐趋内旋；有锥外强直者，患肢向中线偏移；有小脑疾病患者则向外偏斜；

轻瘫者，患肢逐渐下沉；严重深感觉障碍者则手指呈不自主蠕动。

2）肌力：即患者在主动动作时所表现的肌肉收缩力，其测定评级标准如下。

0级　肌肉毫无收缩；

1级　仅可触及轻微收缩，不产生动作；

2级　肌肉有收缩，关节可活动，但不能对抗肢体重力；

3级　能在与地引力相反方向动作，但不能对抗阻力；

4级　能对抗一般阻力，但力量较弱；

5级　肌力正常。

3）颈项部肌肉检查：全身骨骼肌甚多，并非每块肌肉均需检查，现仅选其中临床意义较大者列举如下。对手部肌力最好使用握力计测定之，既较为精准，又便于对比观察。

胸锁乳突肌：为$C_{2\sim3}$支配，因其表浅易于检查。如有受累则应多考虑颈椎病以外疾患，例如脊髓侧索硬化症、高位颈段肿瘤等（图3-9）。

斜方肌：为$C_{3\sim4}$支配，其意义同前。检查时可嘱患者向上提肩，检查者给予阻力并以此判定其肌力（图3-10）。

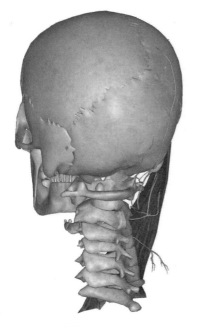
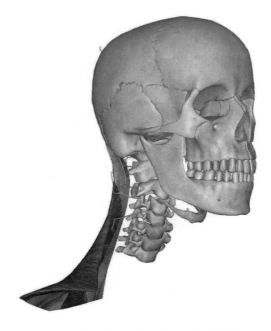

图3-9　胸锁乳突肌神经支配示意图　　　　图3-10　斜方肌神经支配示意图

膈肌：由 $C_{3\sim5}$ 支配。检查时嘱患者仰卧于床上作深呼吸，检查者触摸腹壁的紧张度，并以此判定其肌力。可见于颈椎病后期或颈椎管严重狭窄者，更多见于脊髓本身疾患或颈髓部肿瘤（图3-11）。

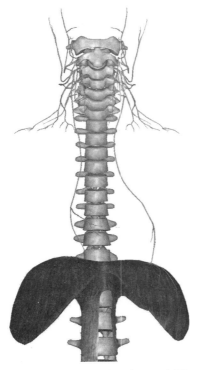
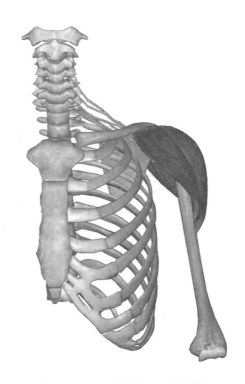

图3-11　膈肌神经支配示意图　　　　图3-12　三角肌神经支配示意图

三角肌：由 C_5 发出的腋神经所支配。分为3部：前部收缩时提臂向前，中部收缩时则使臂外展至水平位，后部收缩时引臂向后。检查时可依此予以阻力判定之（图3-12）。

肱二头肌：由 $C_{5\sim6}$ 发出的皮神经所支配，具有使前臂屈曲和前臂旋后的作用。测定时可让患者前臂旋后、屈肘，再于腕部予以对抗阻力（图3-13）。

肱三头肌：为来自 $C_{7\sim8}$ 发出的桡神经所支配，起伸臂作用。测定时检查者托住患者上臂以消除前臂重力的影响，此后嘱患者在对抗阻力情况下伸直前臂，即可触及该肌的收缩（图3-14）。

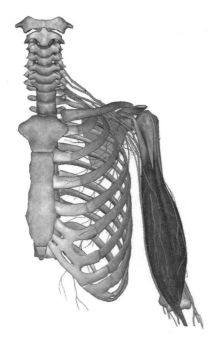
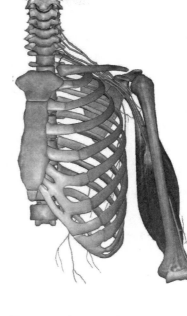

图3-13 肱二头肌神经支配示意图　　　　图3-14 肱三头肌神经支配示意图

大鱼际肌：由C_{6-7}发出的正中神经支配。主要观察有无萎缩及其程度（图3-15）。

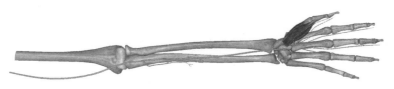

图3-15 大鱼际肌神经支配示意图

小鱼际肌：为C_8~T_1发出的尺神经所支配。主要观察有无萎缩及其程度（图3-16）。

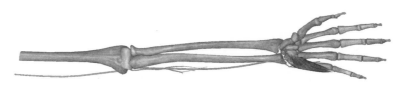

图3-16 小鱼际肌神经支配示意图

4）步态：是判定神经系统及肌肉功能的重要方法之一，有助于对颈椎病的诊断与鉴别诊断。临床上对颈椎病有鉴别诊断意义的步态主要如下。

痉挛步态：主要因痉挛性瘫痪所致，单侧轻瘫者，患肢可因伸肌肌张力高而显得较长，且伴屈曲困难，故步行时需将骨盆提起，下肢向外作半圆形旋转动作。双下肢痉挛者除上述情况外，尚伴有股内肌收缩而呈交叉样步态，形成"剪刀型"步态。此主要见于脊髓受压之早期病例。

共济失调步态：患者步行时两腿呈分开状之"跨阈步态"，严重者似醉汉，易于判定。主要见于小脑病变者。

垂足步态：当腓总神经麻痹时，由于足下垂而形成拖足行走样外观，或是将患肢的膝部提起较高，之后足尖再着地行走。此更多见于下腰椎及腓总神经本身病变者。

基底节病变步态：即震颤麻痹者由于其起步和停步均感到困难，形成前冲后蹶样步态。

（5）感觉障碍：感觉的检查对颈椎病的诊断、鉴别诊断及定位均有重要意义，应仔细检查。除按一般体检要求外，尤应注意以下几点：

1）手部及上肢的感觉障碍分布区：其与受损椎节定位有直接关系，且较为准确。

2）判定其程度：检查者可用针尖在正常与异常感觉交界处来回划动，以使患者分辨出正常、感觉迟钝、过敏与消失等。

3）左右对比：对躯干及上下肢的感觉障碍除应准确判定其性质与分界线外，尚应左右加以对比，以判断脊髓受累两侧平面是否一致及其程度有无差异。

4）其他感觉：除痛觉外，尚应酌情检查温觉、触觉及深感觉等。后者包括位置觉及深压觉等。

（6）反射：反射的检查对颈椎病的诊断与定位亦有重要价值。

1）浅反射：指通过刺激皮肤或黏膜引起的反射。浅反射减弱或消失者提示病变位于上神经元，常用的如下。

腹壁反射：反射中心位于$T_{7\sim12}$，通过肋间神经传导。产妇及肥胖者在正常情况下也可能引不出。

提睾反射：反射中心在$L_{1\sim2}$，经髂腹股沟神经和生殖股神经传导。老年者可引不出。

跖反射：反射中心位于$S_{1\sim2}$，由胫神经传导。

肛门反射：反射中心位于S_5，由下肢神经传导。

2）深反射：指通过叩击肌腱或骨膜等较深层组织引起肌肉牵伸反射，常用的如下。

肱二头肌反射：反射中心位于$C_{5\sim6}$，由肌皮神经传导，主要在C_5病变时出现异常。

肱三头肌反射：反射中心位于$C_{7\sim8}$，通过桡神经传导，以C_7受累时最为明显。

肱桡肌反射：反射中枢位于$C_{5\sim6}$，但与下颈椎诸节均有关联，通过桡神经传导，以C_6病变时反射异常最为明显。

膝反射：反射中心在$L_{2\sim4}$，由股神经传导。

踝反射：反射中心位于$S_{1\sim2}$，由胫神经传导。

3）病理反射：指由于上神经元受损后使节段性反射亢进，甚至原来已被抑制的反射再现。

Hoffmann征：又称弹指征。患者腕部略伸，手指自然微屈。检查者以左手托住患者腕部，用右手指夹住其中指，快速地用拇指弹拨其指甲，以使其中指远端指节屈曲。阳性者，患者拇指与其他手指同时向掌侧屈曲。因少数正常人可出现阳性，故明显阳性或双侧不对称时方具有临床意义。

掌颏反射：其意义同前，少数Hoffmann征阴性者，本征可能出现阳性而具有诊断意义。检查者一手持住患手，使其呈自然伸展状，另一手用棉签的尾端自手掌中部斜向虎口处划动，与此同时观察同侧下颌颏肌。阳性者可见该肌有收缩动作。

Babinski征：俗称划足底征或跖反射伸直反应，检查方法同跖反射。阳性者，跗向背侧方向伸展，并伴有其他足趾外展如扇状及踝部背屈。阳性者表明上运动神经元病变。但在以下情况亦可呈现阳性：大脑智能发育不全；2岁以下幼儿；深睡或昏迷；中毒、全身严重感染及足趾屈肌腱瘫痪者等。个别正常人亦可能出现阳性，因此需综合加以评定。

Oppenheim征：又名压胫征。检查者用拇指和食指背侧在胫骨前、内侧处由上而下划过，阳性者为跗向背侧方向伸展，并伴有其他足趾外展如扇状及踝关节背屈。

Chaddock征：又称足边征。检查者用木签等划外踝下部和足背外侧皮肤，阳性者趾向背侧方向伸展，并伴有其他足趾外展如扇状及踝关节背屈。

Rossolimo征：检查者用手指或叩诊锤急促地弹拨或叩击足趾跖面，阳性反应为足趾向跖面屈曲。

Gordon征：又称腓肠肌挤压征。检查者捏压腓肠肌肌腹时，阳性者趾向背侧方向伸展，并伴有其他足趾外展如扇状及踝关节背屈。

以上3大类反射虽有利于诊断及鉴别诊断，但在实际操作应酌情选择，并非每项均需全部进行。

（7）其他检查

1）自主神经检查：用于椎动脉型、混合型及其他某些需鉴别的疾患。主要是观察皮肤的色泽、粗糙程度、汗液分泌、内脏括约肌功能和性功能状态等情况。

2）Horner综合征：亦属于自主神经检查之一，指患侧眼裂变窄、眼球内陷、瞳孔缩小、两侧面部和汗腺分泌不对称等。此乃由于C_8和T_1脊髓或上颈椎旁星状神经节的交感神经纤维受刺激所致，可见于颈椎病、颈段肿痛或前斜角肌综合征。

3）颅神经检查：酌情对12对颅神经全部或部分加以测试。多用于对严重病例的鉴别诊断。

4）视力测定：主要用于椎动脉型者。

（8）共济失调的判定

1）指鼻试验：令患者上肢外展，先在睁眼状态，此后改为闭眼状态，让其用自己的食指快速反应并触及鼻尖，左右分别测之。以闭目时为准，找不到鼻尖者为阳性，表明其共济运动障碍。

2）闭目站立试验：又名Romberg征，即让患者站立后双目闭合，阳性者不能站立。此时如将患者双上肢平举也会上下摆动。多见于脊髓结核、多发性周围神经炎及小脑病变者。

3）跟膝试验：即让患者足跟置于对侧膝部，沿胫骨前缘向足面处滑动，如出现摇摆不稳为阳性，见于小脑及后索病变者。

4.影像学检查

（1）X线检查：X线检查是临床颈椎病诊断的常用工具，可以获得大量临床信息。

颈椎X线检查可从7个位置和角度进行投照：张口位片、正位片、侧位片、左斜位片、右斜位片、过伸位片、过屈位片（图3-17）。

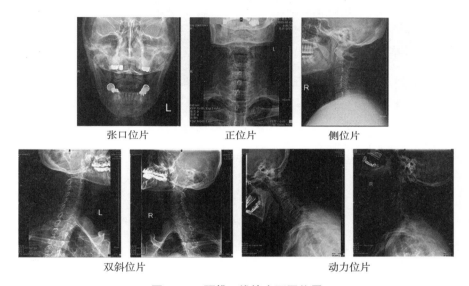

张口位片　　　　正位片　　　　侧位片

双斜位片　　　　　　　　动力位片

图3-17　颈椎X线检查不同位置

通过以下10个口诀，可以详细分析颈椎X线检查所获得的资料：一骨、二弓、三钩突、四项、五间、六旋、七滑、八孔、九突、十张口。

1）一骨：椎体边缘的骨唇和骨赘增生。骨唇指骨质增生，又称骨赘，俗称骨刺。好发部位：椎体两侧下缘>椎体后下缘及前下缘>后上缘（图3-18）。

2）二弓：即颈椎的生理弯曲度。正常人的侧位片可见均匀前凸的生理弧度。常见颈椎生理弯曲改变有：变直、反弓、S型弯曲或过度前屈（图3-19）。

注：从齿状突尖至C_7椎体后下缘划线，正常生理弓的弓顶应在C_5椎体后上缘。C_5椎体后上缘偏上或偏下均提示颈椎某节段有病变存在的可能。弓顶距离的测定：从齿状突向C_7椎体后缘作一连线，弓顶的椎体后缘至连线之间的距离为弓顶距离，正常为12mm±5mm，小于7mm为生理弓平直，大于17mm为生理弓过度前屈。

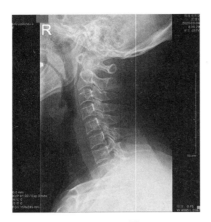

图3-18　一骨

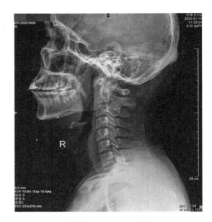

图3-19　二弓

3）三钩突：正位片钩突呈三角形，钩椎关节宽约2mm。侧位片呈扇形，占椎体上缘后段的1/3~1/2。斜位片在椎间孔的前下方。钩椎关节退变在X片上表现为关节间隙变窄（小于2mm）和钩突的肥大、增生或尖刺状增生。钩椎关节的重要毗邻：后方为脊髓、脊膜支和椎体的血管；后外侧部构成椎间孔的前壁，邻接颈神经根；外侧有椎动、静脉和交感神经丛（图3-20）。

4）四项：即项韧带钙化。主要从侧位片上进行观察，以项韧带钙化最多见，多发生在C_5、C_6后方，呈长圆形，其次为前纵韧带钙化，再次为棘上和棘间韧带钙化，最后为后纵韧带钙化。有时也可见到黄韧带钙化的影像，黄韧带在颈段仅厚1.5mm。颈项韧带钙化部位常提示相应节段的病变存在，并常在相应节段还会发现其他异常X线征象的存在（图3-21）。

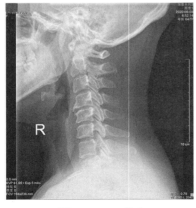

图3-20　三钩突

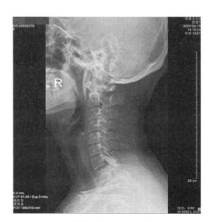

图3-21　四项

5）五间：即椎间隙变化。一定程度反映了椎间盘的变化。颈椎的退变最早发生在$C_{5/6}$椎间盘上，因此，$C_{5/6}$椎间隙也是最早发现变窄的征象。颈椎骨性椎体为前低后高，而椎间盘则为前高后低。因此，颈椎的生理性前凸，是由椎间盘的前高后低所形成的。在正常情况下，$C_{2/3}$、$C_{3/4}$和$C_{4/5}$间隙大致相等，椎间隙前部为3.8mm±0.5mm，后缘间隙为1.9mm±0.28mm。$C_{5/6}$间隙较上为宽，而$C_{6/7}$间隙最宽，但C_7/T_1间隙又较窄（图3-22）。

6）六旋：即颈椎旋转。①棘突：偏歪，棘突不在上、下椎骨棘突中心轴线的连线上，而偏向一侧。某一节椎骨的棘突中心点偏离各棘突中心连线≥3mm，表示该节段颈椎有轴向旋转。②椎体：后缘出现双边影。③关节突：出现双突的影像。以上3个影像出现在某1、2个节段时才有临床意义，说明这1、2个节段出现了异常（图3-23）。

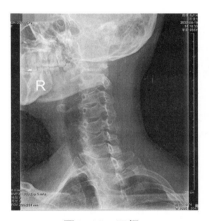

图3-22　五间

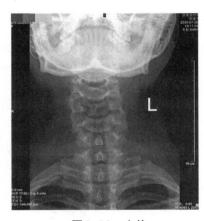

图3-23　六旋

7）七滑：指滑脱。在颈椎多发生在$C_{3/4}$，在一般情况下，颈椎的滑脱多发生在椎间隙变窄的上方，必须于过伸位或者过屈位X线片中出现滑脱（图3-24）。

8）八孔：即椎间孔。实际上椎间孔是一个短管，故又叫椎间管，只是X线片显示的是"孔"。管内含脊神经的前后根，神经节及节段性动脉、静脉等。主要从斜位片来观察椎间孔的影像变化，正常颈椎间孔呈长方形或椭圆形，高10mm，横径5mm，前后壁光滑。椎间隙变窄可造成椎间孔高度变小。椎间孔前后径变小是钩突增生、关节突增生、关节突关节肥大和椎体滑脱的结果（图3-25）。

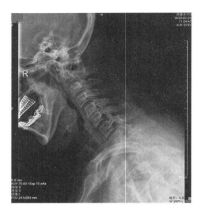

图3-24 七滑

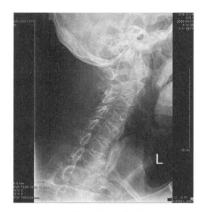

图3-25 八孔

9）九突：即关节突关节。上位椎体的下关节突及下位椎体的上关节突构成关节突关节。若发生病变，可见关节间隙模糊，关节面粗糙、硬化，关节突关节间隙狭窄（2mm）和边缘骨刺。关节突关节半脱位多与椎体滑脱并存，侧位片上显示上关节突与上位椎体后缘重叠，关节间隙宽窄不一（图3-26）。

10）十张口：即张口位。主要观察寰枢椎、齿状突、寰椎椎弓、寰齿关节间隙（图3-27）。

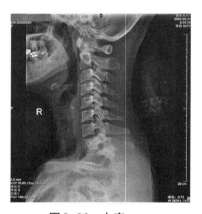

图3-26 九突

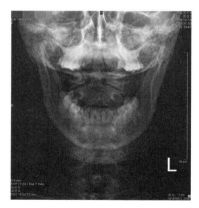

图3-27 十张口

（2）CT检查：X线、CT检查颈椎病各有优势之处。X线检查的成像速度快、辐射剂量低、空间分辨率高，对颈椎骨质增生、椎间孔、椎间隙、生理曲度、韧带骨化等征象的诊断有高价值。CT检查的敏感性较高，凭借薄层扫描、三维后重建技术能够清晰显示颈椎韧带骨化、椎管狭窄、骨质病变等症状（图3-28、3-29）。

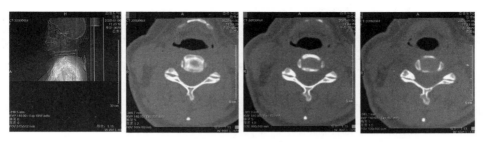

图3-28 CT平扫

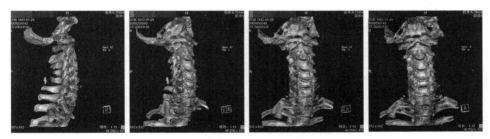

图3-29 CT三维

（3）MRI检查：MRI应为颈椎病诊断的首选方案，可以从矢状面、横断面和冠状面显示多阶段病变，对软组织具有很高的分辨率，最常用于判断颈椎间盘突出症、脊柱脊髓肿瘤、炎症等，但对骨性结构的分辨率较差，因而不易观察小关节的肥大及侧隐窝的变化（图3-30）。

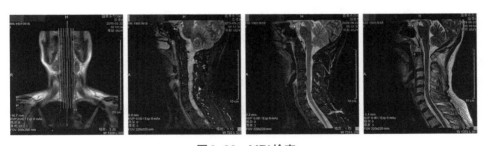

图3-30 MRI检查

（4）肌电图检查：颈椎病的诊断主要依赖于临床症状及影像学检查。然而有些患者临床表现并不典型或影像学检查没有异常改变，此时很难与其他疾病进行鉴别。肌电图作为辅助检查应用于各种疾病有其特殊的表现特点，不仅可以评估神经的功能状态，还可以反映神经受损的程度及范围，可以为颈椎病的诊断和鉴别诊断提供依据。

神经肌电图检查根据神经解剖及神经的电生理特性对神经状态进行评估及分析。神经系统通过动作电位传导各种信息。神经肌电图检查通过在不同的肌肉记录相应神经的动作电位，根据动作电位的大小、时程来判断神经肌肉的情况。肌电图的检查包括针电极肌电图及神经传导检查，可以对周围神经系统的每一个环节做出判断，如脊髓前角细胞、神经根、神经丛、周围神经及肌肉本身。神经受压时会出现脱髓鞘及轴索改变，当出现脱髓鞘变化时，肌电图表现为传导速度减慢，传导阻滞，末端潜伏时延长；当出现轴索损伤时，肌电图的表现为动作电位波幅降低。

颈椎病发病时并不是所有的节段同时受压迫，判断出哪一节段受压，对于治疗有极大的帮助。根据各神经支配区域不同，表现在肌电图上的神经、肌肉异常信号不同，可以判断神经受压迫的节段。

（5）多普勒彩超：多普勒彩超是现阶段对颅外段血管及颅内血流检查的重要手段，其优越性也已被临床实践所证明。在临床研究中发现，多普勒彩超可直观了解患者的椎-基底动脉血流动力学情况，可准确分析血流方向、血流速度、频谱形态。

（6）一般理化检查：临床上一般进行血常规、血生化、尿常规、粪常规、心电图、肿瘤标志物、甲状腺功能等一般理化检查进行鉴别诊断，如心脏病、贫血、骨肿瘤、骨结核等。

（7）椎动脉磁共振造影（MRA）：主要对弥漫性、长节段狭窄及闭塞容易作诊断，尤其是下颈椎病变，可同时扫描颈椎间盘、脊髓及神经，对于合并其他类型颈椎病患者较适用，且为无创检查，可同时扫描颈动脉以进行鉴别诊断。对于临床诊断不明确，需除外颈部其他部位病变、高龄不能耐受数字减影血管造影检查者尤其适用。但MRA为重建影像，影像质量与扫描序列、扫描条件、血管走行等密切相关，对局部微小部位的狭窄或非闭塞性病变诊断率低，单纯的血管显影对病变的椎间隙定位不准确，不能变换体位等是其不足之处。

（8）数字减影血管造影（DSA）：椎动脉DSA检查对局限性压迫及动力性压迫的诊断较准确。透视下椎间隙定位准确，对椎动脉压迫来源容易作出判断，且检查者可采取特殊体位，于多个体位下重复操作。缺点是有创检查，存在造影剂副作用和用量的限制，对于椎动脉弥漫性病变，如椎体不稳等导致的椎动脉迂曲等病变，其敏感性与MRA相比无显著优势（图3-31）。

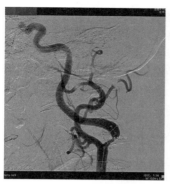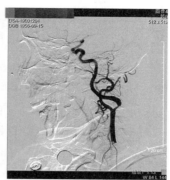

图3-31 DSA影像

5.鉴别诊断

颈椎病的临床诊疗，首先依据患者主诉和临床症状、体征，结合辅助检查的结果，进行初步的判断。同时必须参考鉴别诊断，进行深入的分析，进而明确诊断。

（1）腕管综合征：手部正中神经支配区域感觉异常为主要临床表现，向肘部乃至肩部放射的病例亦不少见，病程长者可发生大鱼际萎缩。腕管加压试验阳性或垂腕试验阳性，肌电图可以辅助确诊。

（2）胸廓出口综合征：在胸廓出口处，由于某种原因导致臂丛神经或锁骨下动脉、静脉受压而产生的一系列上肢神经、血管症状的统称。主要表现为上肢乏力、麻木、感觉异常、非神经根性疼痛，还可伴有掌内侧肌萎缩和前臂内侧、尺侧皮肤感觉异常。多见于女性，斜角肌试验（Adson）阳性，上肢外展握拳试验阳性等。

（3）进行性肌萎缩：分成近侧型和远侧型，前者以离颈部近的肌肉为主要病变（肩胛提肌、三角肌、肱二头肌、肱三头肌），后者以肘关节以下，前臂肌群和手内在肌为主要病变。好发于中老年，男性多于女性，发病缓慢，少数急性发作，以肩胛提肌萎缩多见，少数涉及手内在肌单侧肌肉萎缩，少数双侧无感觉障碍，多数无病理反射，肌电图显示肌肉存在神经源性损害。

（4）肱骨外上髁炎：肘关节外侧或内侧疼痛、压痛，持物易从手中跌落，前臂伸、屈肌抗阻痛阳性，Mills试验阳性。

（5）心绞痛：疼痛症状有时可与 C_7 神经根损害所引起的胸大肌痉挛性疼痛相混淆，心电图检查、口服硝酸甘油等有助于鉴别。

（6）肩关节周围炎：50岁以上女性多见，以肩部疼痛为主，可牵扯到上臂、前臂疼痛，夜间疼痛较重可影响睡眠，肩部活动受限，以局部疼痛为主，无根性痛。

（7）神经鞘瘤：主要表现为神经根损害的症状和体征，疼痛和肌力减弱的症状呈进行性加重，保守治疗无效，颈椎斜位X线片上可见椎间孔扩大，脊髓造影示"倒杯状"充盈缺损，MRI能直接对肿瘤显像。

（8）椎管内肿瘤：临床颈、肩、枕、臂、手指疼痛或麻木，同侧上肢为下运动神经元损害，下肢为上运动神经元损害。症状逐渐发展到对侧下肢，最后到达对侧上肢。压迫平面以下感觉减退及运动障碍逐渐加重，最后呈现脊髓横贯性损害现象。主要鉴别方式：X线平片显示椎间孔增大、椎管扩大、椎体或椎弓破坏及椎旁软组织影（肿瘤影）；脊髓造影：可以提供蛛网膜下腔是否有梗阻的直接影像学证据，并能确定梗阻平面及程度；脑脊液检查及动力学试验：腰椎穿刺对椎管内肿瘤具有一定危险性，放液后可使病情突然加重；MRI检查是最具诊断价值的方法。

（9）枕骨大孔脑膜瘤：临床主要表现为枕后疼痛，同侧上肢痉挛性瘫痪，并逐渐累及同侧下肢，对侧下肢和对侧上肢。临床患者常表现为后脑颅神经受损症状，此区的肿瘤常早期可出现颅内压增高症状，常有脑膜刺激征，脊髓造影发现梗阻部位较高。

（10）脊髓蛛网膜炎：可出现有脊神经根刺激受压症状，如颈、肩、臂、手的麻木疼痛，也可出现脊髓束症状，同样在腰穿奎克试验可见不全梗阻或完全梗阻现象，但是脊椎平片无颈椎退行性病变，脊髓碘油造影呈不规则的串珠状或小条索状。

（11）原发性侧索硬化症：双下肢痉挛性截瘫或四肢瘫，病程呈缓慢进行性发展，患者表现为无感觉障碍，腰穿奎克试验无梗阻现象，脊髓腔造影无梗阻现象。

（12）肌萎缩侧索硬化：40岁以后起病，表现为双侧或一侧手部无力笨拙，逐渐出现肌萎缩，由于锥体束同时受损，故出现有四肢张力增高，腱反射亢进，病理征阳性等。患者主要表现为感觉障碍，有广泛而明显的肌束颤动，腰穿奎克试验无梗阻现象，脊髓造影阴性。

（13）脊髓亚急性联合变性：中年起病，亚急性或慢性发病，其首发神经症状为双下肢远端对称性深感觉障碍，而浅感觉障碍少见，有时呈手套、袜套样浅感觉障碍，无力，易疲劳，行走不稳（感觉性共济失调）。病变还可损害锥体束，出现肌张力增高、腱反射亢进、病理征阳性等。临床患者主要表现为多数患者有胃酸缺乏，一部分患者有轻度贫血或恶性贫血，腰穿奎克试验通常无梗阻，脊髓造影无梗阻现象。

（14）臂丛神经炎：急性或亚急性起病，首发症状为一侧肩部及上肢的剧烈疼痛，并可伴有发热等全身症状。

（15）肩部疾患：如肩关节周围炎、肩袖损伤等。以肩部疼痛、活动障碍为突出症状，二者可合并存在，肩关节造影及MRI检查有助于明确诊断。

（16）颈肩臂综合征：以自颈部向肩、臂及手指的放射疼痛为主要症状，与颈椎不良姿势、体位引起的肌肉疲劳有关。

（17）颈肩手综合征：又称Steibrocker综合征，表现为上肢自主神经功能异常，除肩、手指疼痛外，尚有手指肿胀及颜色、温度改变，随后即发生骨质疏松。

（18）上肢周围神经卡压：如腕管综合征、尺管综合征及迟发性尺神经损害等，根据相应症状、体征及神经电生理检查多可明确诊断。应指出的是，颈椎病患者可同时合并上肢周围神经卡压。

（19）梅尼埃病：临床症状有头疼、眩晕、恶心呕吐、耳鸣、耳聋、眼震、脉搏缓慢、血压偏低。其发作与过度疲劳、睡眠不足、情绪波动有关，而不是因为颈部的活动而诱发。行耳科检查可鉴别。

（20）内听动脉闭塞综合征：患者突然发生耳鸣、耳聋及眩晕，症状严重且持续不减。

（21）冠状动脉供血不足：患者发作时常有心前区疼痛，伴有胸闷气短，且只有一侧上肢或两侧上肢尺侧的反射性疼痛，而没有上肢其他节段性疼痛和知觉改变。心电图、平板运动实验等检查多有异常，服用硝酸甘油酯类药可缓解症状。

（22）神经症：患者症状多，但体检无神经根性或脊髓受害体征，神经内科用药有一定疗效，减轻精神压力症状可明显缓解。

（23）青光眼：可有同侧偏头疼，眼眶部酸疼和恶心、呕吐，眼科检查可以发现视力减退，还可出现红视。

6.评价量表

（1）疼痛系数评估

1）数字评分法（Numeric Rating Scale，NRS）：将疼痛数值换算成0~10分，其中0分代表无痛，10分代表严重疼痛。

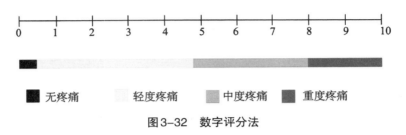

图3-32 数字评分法

2）视觉模拟评分法：疼痛的程度用0~10共11个数字表示，0表示无痛，10代表最痛。结合量表上表情变化，测定疼痛系数。

3）语言评价量表

0度：无疼痛；

Ⅰ度：阵发性轻微痛，可忍受，能正常生活、饮食及睡眠；

Ⅱ度：阵发性或持续性疼痛较重，不能忍受，日常活动、饮食及睡眠受到一定影响；

Ⅲ度：剧痛难忍，不能正常生活、饮食及睡眠，可伴自主神经功能紊乱。

4）McGill量表：McGill疼痛问卷的作用是提供人们对疼痛的感觉、情感、以及评价维度进行估计（表3-3）。

表3-3 McGill疼痛问卷简表

1.疼痛评级指数（PRI）的评估				
	无痛	轻度	中度	重度
A感觉项（Sensory）				
跳痛	0）	1）	2）	3）
刺痛	0）	1）	2）	3）
刀割痛	0）	1）	2）	3）
锐痛	0）	1）	2）	3）
痉挛痛	0）	1）	2）	3）

续表

1.疼痛评级指数（PRI）的评估				
咬痛	0）	1）	2）	3）
烧灼痛	0）	1）	2）	3）
酸痛	0）	1）	2）	3）
坠胀痛	0）	1）	2）	3）
触痛	0）	1）	2）	3）
劈裂痛	0）	1）	2）	3）
感觉项总分：				
B情感项（Affective）				
疲备耗竭感	0）	1）	2）	3）
病恹样	0）	1）	2）	3）
恐惧感	0）	1）	2）	3）
受惩罚感	0）	1）	2）	3）
情感项总分：				
以上两项相加（S+A）=疼痛总分				

2.视觉疼痛评分（VAS）
0 |————————————|10 无痛　　　　　　　　　　　　　　　　可能想像的最痛

3.现在疼痛状况（PPI）
0　无痛 1　轻痛 2　难受 3　痛苦烦躁 4　可怕 5　极度疼痛

　　McGill 疼痛问卷简表（SF-MPQ），A项对疼痛感觉程度进行评估，B项对疼痛情感状况进行评估。每个描述程度分为0=无痛，1=轻度，2=中度，3=重度。同时标准 McGill 疼痛问卷里的视觉疼痛评分和现在疼痛状况也用于对总体疼痛状况进行评估。

　　5）简明疼痛评估量表（Brief Pain Inventory，BPI）：评估疼痛及其对患者情绪、睡眠、活动能力、食欲、日常生活、行走能力以及与他人交往等生活质量的影响（表3-4）。

表3-4 简明疼痛评估量表（BPI）

1.大多数人一生中都有过疼痛经历（如轻微头痛、扭伤后痛、牙痛）。除这些常见的疼痛外，现在您是否还感到有别的类型的疼痛？
（1）是   （2）否
2.请您在下图中标出您的疼痛部位，并在疼痛最剧烈的部位以"X"标出。

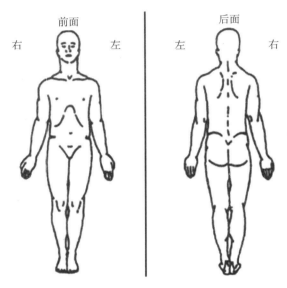

3.请选择下面的一个数字，以表示过去24小时内您疼痛最剧烈的程度。
（不痛）0 1 2 3 4 5 6 7 8 9 10（最剧烈）
4.请选择下面的一个数字，以表示过去24小时内您疼痛最轻微的程度。
（不痛）0 1 2 3 4 5 6 7 8 9 10（最剧烈）
5.请选择下面的一个数字，以表示过去24小时内您疼痛的平均程度。
（不痛）0 1 2 3 4 5 6 7 8 9 10（最剧烈）
6.请选择下面的一个数字，以表示您目前的疼痛程度。
（不痛）0 1 2 3 4 5 6 7 8 9 10（最剧烈）
7.您希望接受何种药物或治疗控制您的疼痛？
_____
8.在过去的24小时内，由于药物或治疗的作用，您的疼痛缓解了多少？请选择下面的一个百分数，以表示疼痛缓解的程度。
（无缓解）0 10% 20% 30% 40% 50% 60% 70% 80% 90% 100%（完全缓解）
9.请选择下面的一个数字，以表示过去24小时内疼痛对您的影响
（1）对日常生活的影响
（无影响）0 1 2 3 4 5 6 7 8 9 10（完全影响）
（2）对情绪的影响
（无影响）0 1 2 3 4 5 6 7 8 9 10（完全影响）
（3）对行走能力的影响
（无影响）0 1 2 3 4 5 6 7 8 9 10（完全影响）

续表

（4）对日常工作的影响（包括外出工作和家务劳动） （无影响）0　1　2　3　4　5　6　7　8　9　10（完全影响） （5）对与他人关系的影响 （无影响）0　1　2　3　4　5　6　7　8　9　10（完全影响） （6）对睡眠的影响 （无影响）0　1　2　3　4　5　6　7　8　9　10（完全影响） （7）对生活兴趣的影响 （无影响）0　1　2　3　4　5　6　7　8　9　10（完全影响）

（2）颈椎症状评估

1）脊髓型颈椎病JOA评分：从运动、感觉及膀胱功能障碍共3个方面进行评分，最高分总计17分为正常，也称17分法（表3-5）。

表3-5　脊髓型颈椎病JOA评分

功能	部位		评分	等级	症状
运动功能	上肢	手指	0	不能	完全无功能
			1	高度障碍	不能用筷子、写字，能勉强用勺子和刀叉
			2	中度障碍	能用筷子夹大块食物，能很勉强写字，能系大的衣扣
			3	轻度障碍	能用筷子、写字不利索，能系纽扣
			4	正常	正常
		肩肘功能	-2	高度障碍	三角肌及肱二头肌肌力≤2
			-1	中度障碍	三角肌及肱二头肌肌力=3
			-0.5	轻度障碍	三角肌及肱二头肌肌力=4
			0	正常	三角肌及肱二头肌肌力=5
	下肢		0	不能	不能独立站立和行走
			0.5		能站立，不能行走
			1	高度障碍	走平地也要扶持
			1.5		走平地不用扶持，但步态不稳
			2	中度障碍	走平地不要扶持，上下楼梯时必须用手抓栏杆
			2.5		走平地不要扶持，只在下楼梯时必须用手抓栏杆
			3	轻度障碍	能快步行走，但不利索
			4	正常	正常

功能	部位	评分	等级	症状
感觉功能	上肢	0	高度障碍	感觉丧失（触觉、痛觉）
		0.5		只有5/10以下感觉（触觉、痛觉）存在，难以耐受的疼痛及麻木感
		1	中度障碍	6/10以上感觉（触觉、痛觉）存在，束带感、麻木感、感觉过敏
		1.5	轻度障碍	只有轻微的麻木感（触觉正常）
		2	正常	正常
	下肢	0	高度障碍	感觉丧失（触觉、痛觉）
		0.5		只有5/10以下感觉（触觉、痛觉）存在，难以耐受的疼痛及麻木感
		1	中度障碍	6/10以上感觉（触觉、痛觉）存在，束带感、麻木感、感觉过敏
		1.5	轻度障碍	只有轻微的麻木感（触觉正常）
		2	正常	正常
膀胱功能		0	高度障碍	尿闭，失禁
		1	中度障碍	排尿不尽感，排尿费力，排尿时间延长，尿痛
		2	轻度障碍	排尿延迟，尿频
		3	正常	正常

2）颈椎功能障碍指数（Neck Disability Index，NDI）：临床上常用于颈椎功能状态评估，由 Vernon 等于1991年根据 Oswestry 腰痛功能障碍指数修改编制的患者自评问卷调查表，是借鉴腰痛功能障碍指数（Oswestry Disability Index，ODI）制订的，主要用于评定颈痛和急性颈部扭伤患者的颈椎功能障碍情况。是一个患者自评的问卷式调查表，评定内容包括颈痛对日常生活活动能力的影响情况（表3-6）。

表3-6 颈椎功能障碍指数

项目	分级	评分
1.疼痛强度	此刻我没有感觉疼痛	0
	此刻感觉疼痛非常轻微	1
	此刻感觉有中等程度的疼痛	2
	此刻感觉疼痛相当严重	3

续表

项目	分级	评分
1.疼痛强度	此刻感觉疼痛非常严重	4
	此刻感觉疼痛难以忍受	5
2.个人护理	我可以正常照顾自己，而且没有疼痛的感觉	0
	我可以正常照顾自己，但会感觉额外的疼痛	1
	在照顾自己的时候会感觉疼痛，我得小心的、慢慢的进行	2
	我的有一部分日常生活需要一些帮助	3
	我的大多数日常生活活动每天都需要帮助	4
	我不能自己穿衣，洗漱也很困难，不得不卧床休息	5
3.提起重物	我可以提起重物，且没感觉到任何额外的疼痛	0
	我可以提起重物，但会感觉有额外的疼痛	1
	疼痛会影响我从地板上提起重物，但我可以从桌子上提起	2
	疼痛会影响我提起重物，但可以提起中等重量的物品	3
	我可以提起较轻的物品	4
	我不能提起或搬动任何物品	5
4.阅读	我可以随意阅读，而且不会感觉颈痛	0
	我可以随意阅读，但会感觉轻度颈痛	1
	我可以随意阅读，但会感觉中度颈痛	2
	因感觉到中度的颈痛，使得我不能随意阅读	3
	因感觉到严重的颈痛，使我阅读困难	4
	我完全不能阅读	5
5.头痛	我完全没有感觉到头痛	0
	我感觉到有轻微的头痛，但不经常发生	1
	我感觉到有中度头痛，但不经常发生	2
	我感觉到有中度头痛，且经常发生	3
	我感觉到有严重的头痛，且经常发生	4
	我感觉到几乎一直都有头痛	5

续表

项目	分级	评分
6.集中注意力	我可以完全集中注意力，并且没有出现任何困难	0
	我可以完全集中注意力，但有出现轻微的困难	1
	当我想完全集中注意力时，感觉到有一定程度的困难	2
	当我想完全集中注意力时，感觉到有较多的的困难	3
	当我想完全集中注意力时，感觉到有很大的困难	4
	我完全不能集中注意力	5
7.工作	我完全可以做我想做的工作	0
	我可以做大多数日常的工作，但不能太多	1
	我仅能做一部分日常的工作	2
	我很难做我的日常的工作	3
	我几乎不能进行工作	4
	我完全不能工作	5
8.睡觉	我睡眠很好（没有失眠）	0
	我的睡眠稍受干扰（存在失眠，少于1小时）	1
	我的睡眠轻度受干扰（存在失眠，1~2小时）	2
	我的睡眠中度受干扰（存在失眠，2~3小时）	3
	我的睡眠重度受干扰（存在失眠，3~5小时）	4
	我的睡眠完全受干扰（存在失眠，5~7小时）	5
9.驾驶	我可以随意驾驶	0
	我想驾驶就可以驾驶，但会引起轻微颈痛	1
	我想驾驶就可以驾驶，但会引起中度颈痛	2
	我想驾驶，但因有中度颈痛而不能驾驶	3
	因有严重的颈痛，我几乎不能驾驶	4
	因颈痛，我完全不能驾驶	5
10.娱乐	我能随意从事我所有的娱乐活动	0
	虽存在轻微颈痛，但我仍然从事所有的娱乐活动	1

续表

项目	分级	评分
10.娱乐	因存在颈痛，我只能从事大部分的娱乐活动	2
	因存在颈痛，我只能从事少量的娱乐活动	3
	因存在颈痛，我几乎不能参与任何娱乐活动	4
	我完全不能参与任何娱乐活动	5
总分		

3）Oswestry残疾比值（Oswestry Disability Index，ODI）：最初是1980年用于腰椎的评价方法，对于10个项目进行分数判定。1991年由Vernon等调整了部分项目，用于颈椎的评估（表3-7）。

表3-7　Oswestry残疾比值量表

研究维度	症状等级	评分
1.疼痛强度	我此刻没有疼痛	0
	此刻疼痛非常轻微	1
	此刻有中等程度的疼痛	2
	此刻疼痛相当严重	3
	此刻疼痛非常严重	4
	此刻疼痛难以想象	5
2.个人护理（洗漱、穿衣等）	我可以正常照顾自己，而不会引起额外的疼痛	0
	我可以正常照顾自己，但会引起额外的疼痛	1
	在照顾自己的时候会出现疼痛，我得慢慢的、小心的进行	2
	我的日常生活需要一些帮助	3
	我的大多数日常生活活动每天都需要照顾	4
	我不能穿衣，洗漱也很困难，不得不卧床	5
3.提起重物	我可以提起重物，且不引起任何额外的疼痛	0
	我可以提起重物，但会引起任何额外的疼痛	1
	疼痛会妨碍我从地板上提起重物，但如果重放在桌子上合适的位置，我可以设法提起它	2
	疼痛会妨碍我提起重物，但可以提起中等重量的物体	3
	我可以提起轻的物体	4
	我不能提起或搬动任何物体	5

续表

研究维度	症状等级	评分
4.阅读	我可以随意阅读，而不会引起颈痛	0
	我可以随意阅读，但会引起轻度颈痛	1
	我可以随意阅读，但会引起中度颈痛	2
	因中度的颈痛，使得我不能随意阅读	3
	因严重的颈痛，使我阅读困难	4
	我完全不能阅读	5
5.头痛	我完全没有头痛	0
	我有轻微的头痛，但不经常发生	1
	我有中度头痛，但不经常发生	2
	我有中度头痛，且经常发生	3
	我有严重的头痛，且经常发生	4
	我几乎一直都有头痛	5
6.集中注意力	我可以完全集中注意力，并且没有任何困难	0
	我可以完全集中注意力，但有轻微的困难	1
	当我想完全集中注意力时，有一定程度的困难	2
	当我想完全集中注意力时，有较多的的困难	3
	当我想完全集中注意力时，有很大的困难	4
	我完全不能集中注意力	5
7.工作	我可以做很多我想做的工作	0
	我可以做多数日常的工作，但不能太多	1
	我只能做一部分日常的工作	2
	我不能做我的日常的工作	3
	我几乎不能工作	4
	我任何工作都无法做	5
8.睡觉	我睡眠没有问题	0
	我的睡眠稍受影响（失眠，少于1小时）	1
	我的睡眠轻度受影响（失眠，1~2小时）	2
	我的睡眠中度受影响（失眠，2~3小时）	3
	我的睡眠重度受影响（失眠，3~5小时）	4
	我的睡眠完全受影响（失眠，5~7小时）	5

续表

研究维度	症状等级	评分
9.驾驶	我能驾驶而没有任何颈痛	0
	我想驾驶就可以驾驶，但仅有轻微颈痛	1
	我想驾驶就可以驾驶，但有中度颈痛	2
	我想驾驶，但不能驾驶，因有中度颈痛	3
	因严重的颈痛，我几乎不能驾驶	4
	因颈痛，我一点都不能驾驶	5
10.娱乐	我能从事我所有的娱乐活动，没有颈痛	0
	我能从事我所有的娱乐活动，但有一些颈痛	1
	因颈痛，我只能从事大部分的娱乐活动	2
	因颈痛，我只能从事少量的娱乐活动	3
	因颈痛，我几乎不能参与任何娱乐活动	4
	我不能参与任何娱乐活动	5
总分		

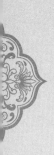

第四章
针灸治疗颈椎病的临床经验

第一节　针灸治疗颈椎病的古代经验

　　针灸是中医古代重要的一门临床技术，其核心科学思想是经脉理论，在此基础上逐渐发展出辨经取穴和辨证取穴等。通过分析颈项和经脉的关系，可以明确颈项病变的主要经脉，为临床诊疗提供最基础的思路。在此基础上研究腧穴和临床症状的关系，加强随证治之的能力，提高临床疗效。

一、经脉、脏腑和颈项、颈椎病的联系

1.经脉、经筋和颈椎病的关系

　　（1）六阳经和颈项联系紧密：在中医经典理论中，并无颈椎病病名，一般称之为"项痹病"。十二经脉中绝大多数都走形于颈项部。一般认为六条阳经和颈项部联系比较紧密。《黄帝内经灵枢集注》："上章统论三阴三阳之气，合于六经，根于下而结于上。此复分论三阳之气，入于手足之经，皆循颈项而上出，故曰此十二经者，盛络皆当取之。盖气留于脉络则络盛，取而泻之，使三阳之气仍上出于脉外也。"又云："盖手足三阳之脉，其原皆在足，而上循于颈项也"。《素灵微蕴·经脉解》："手三阳自手走头，足三阳自头走足，皆行于颈项而会于督之大椎。"

　　《医学指要》针对颈项做出了专篇论述，指出："颈项之脉，脑后为项，两旁为颈。经脉循行于项者凡五，膀胱经脉上额交巅入络脑，还出别项，是从前

而上，入而复出，从后而下者也。胃之络脉上络头顶，下络嗌咽，是从后而上，从前而下者也。膀胱经别从膂出于项，肾之经别从舌出于项。膀胱之经筋挟脊上项，肾之经筋挟膂上项，督脉从目内眦上额交巅下项，阳维脉从肩髃项旁上头，后会督脉于风府哑门穴。经脉循行于颈者凡四，胃之经脉从颐后出大迎循颊车，是从上而下，下而复上者也。大肠支脉从缺盆上颈贯颊，是从下而上者也。小肠支脉从缺盆循颈上颊。胆之经脉从颊车下颈合缺盆，是胆与小肠，颊与颊车，一上一下之有别者也。此其起止上下，出入先后而莫可混同也"。

《经络全书·项》："（颈项也）属足太阳膀胱经、督脉之交（《灵枢》曰：足太阳之脉，从膂上出于项。邪气中于项，则下太阳。又曰：颈中央之脉，督脉也。《素问》曰：邪客于足太阳之络，令人头项肩痛。又曰：太阳所谓强上引背者，阳气太上而争也。注：强上：谓头项禁强也。又曰：诸痉项强，皆属于湿。注：痉，强急也，太阳伤湿。李东垣曰：脊痛项强，腰似折、项似拔者，此足太阳不通行，以羌活胜湿汤主之）。"

阴经走形于颈项，但其所行处深。《太素·寒热杂说》："足太阴……足少阴……足厥阴……此足三阴至颈项之中，所行处深，故不得其名。足厥阴虽至于颊，不当颈项冲处，故其穴不得脉名。"

（2）十二经筋均和颈项联系紧密：颈椎病严格意义上来说，属于"经筋"病范畴，故而分析十二经筋和颈项的联系，发现十二经筋均作用于颈项。《灵枢·经筋》："故十二经筋皆起于四肢指爪之间……联于肌肉，上于颈项，终于头面。"《类经·十二经筋结支别》："筋属木，其华在爪，故十二经筋皆起于四肢指爪之间，而后盛于辅骨，结于肘腕，系于膝关，联于肌肉，上于颈项，终于头面，此人身经筋之大略也。"《素灵微蕴·经脉解》："故十二经筋皆始于爪甲而结于腕踝，聚于肘膝，会于肩髃，联属肌肉，维络颈项，裹缠头面，大筋为纲，小筋为维。"颈椎病的病变主要在局部，清代张隐庵注："颈项肘臂痛，皆经脉所循之部分而为病也。"

（3）根结与颈项的联系：《黄帝内经灵枢集注》："飞扬、光明、丰隆、支正、外关、偏历，在经穴合穴两者之间，夫曰所入为合者，谓脉外之气血，从井而溜于脉中，至肘膝而与脉内之血气相合，故曰脉入为合。此论三阳之气，从井而入于脉中，上入于颈项之天柱、天容、人迎、天窗、天牖、扶突，而上出于头面，与血气之溜于荥，注于输，行于经，入于合者之不同，故另提曰飞扬、光明、丰隆、支正，盖以分别阳气与荣血，出入于经脉外内之不同也。是

以所论一次脉二次脉者，谓手足之十二经脉，皆从四肢之五输而归于中，复从中而上出于颈项。"（表4-1）

表4-1　根结配穴表

阳经	根	溜	注	入
足太阳	至阴	京骨	昆仑	天柱、飞扬
足少阳	足窍阴	丘墟	阳辅	天容、光明
足阳明	厉兑	冲阳	下陵	人迎、丰隆
手太阳	少泽	阳谷	小海	天窗、支正
手少阳	关冲	阳池	支沟	天牖、外关
手阳明	商阳	合谷	阳溪	扶突、偏历

外寒易客于颈项：颈项为诸阳之会，易感受外邪。《四诊抉微·诊项》："项中属膀胱经督脉之会。"《经络全书》："（《灵枢》曰：中于项则下太阳。《素问》曰：邪客于足太阳之络，令人头项肩痛。又曰：太阳所谓强上引背者，阳气大上而争，故强上也。注：强上，谓颈项痉强也。又曰：诸痉项强，皆属于湿。注：痉，强急也，太阳伤湿。李东垣曰：脊痛项强，腰似折、项似拔者，此足太阳经不通行，以羌活胜湿汤主之。《素问》又曰：厥头痛，项先痛不可俯仰，腰脊为应，先取天柱，后取足太阳）。又属足厥阴肝经（张鸡峰曰：肝主项背与臂膊）。又属足少阴肾经。（《脉经》注曰：肾绝则天柱骨倒）。"

《普济方·项强》："伤寒项强者，盖太阳经脉起于目内眦，上额交巅，上入络脑，还出别下项循肩膊内，挟脊抵腰中。经曰，太阳之病，项背强痛而恶寒，以太阳感受风寒则经脉不利，而项为之急，颈为之强尔。伤寒颈项强急者，太阳表证也，必发散而解之可也。太阳病，项背强几几。反汗出恶风者，桂枝加葛根汤主之，太阳病项背强几几，无汗恶风者，葛根汤主之，是皆发散之剂也，二者皆是项背强而发散，又有轻重者，盖发热汗出恶风者为表虚。"

（5）颈项为诸阳之会，易生痈疽：《普济方·五常大论》："颈项者，诸阳辐凑之地……或颈项强痛不可回转，或颈项痛而嗌干，或颈项痛连入缺盆，则各随其经脉所属而为病焉，至于九痛瘰疬瘿瘤多生于颈项者，亦由经脉之所聚也。"

2.五脏六腑和颈椎病的联系

（1）颈项为肺之外部：肺为娇脏，易感受风寒，《灵枢·邪气脏腑病形》

云："头以下者，颈项胸背之间，肺之外部也，大主多气少血。"故而风寒湿邪易致颈椎病发作。

（2）颈项为肝之输：《太素·阴阳杂说》："东风生于春，病在肝，输在颈项……肝之病气，运致于颈项，颈项为春也"；《素问·金匮真言论》："故冬不按跷，春不鼽衄，春不病颈项，仲夏不病胸胁，长夏不病洞泄寒中。"《灵素节注类编·虚邪贼风、虚风贼邪》："东风生于春，病在肝，俞在颈项……春属木，其位东，应于肝脏，故东风生于春，病在肝也，俞在颈项者，颈项本少阳经脉所行之部，以肝胆为表里，风必由表入里，故俞在颈项也。"可见古人认为风邪致病，犯于颈项，其为肝所病。

二、临床取穴原则和随证加减

1.按致病因素取穴

（1）风邪致病

大椎：《素问·骨空论》"大风颈项痛，刺风府，风府在上椎。"《类经·刺诸风》："大风颈项痛，刺风府，风府在上椎。"

消泺：《针灸集成·手少阳三焦经》："消泺……主治风痹颈项强急……"

（2）劳伤致病

肩外俞：《类经·刺头项七窍病》："失枕在肩上横骨间，（失枕者，风入颈项，疼痛不利，不能就枕也。刺在肩上横骨间，当是后肩骨上，手太阳之肩外俞也。或为足少阳之肩井穴，亦主颈项之痛）。"

肩井：《金针秘传·肩膊部》："肩井……治五劳七伤，颈项不得回顾背膊间……凡针肩井，皆以三里下其气……若灸更胜针，可灸七壮"《圣济总录·足少阳胆经》："肩井……治五劳七伤，颈项不得回顾……针入五分。"

大椎：《金针秘传·背腧部中行》："大椎……疗五劳七伤……颈项强不得回顾……若灸以年为壮。"《圣济总录·督脉》："大椎……五劳七伤……颈项强不得回顾……针入五分，留三呼，泻五吸。"《普济本事方·灸中风十二穴》："大椎……治五劳七伤，颈项强不得回顾……灸以年为壮。"

绝骨：《圣济总录·治咳嗽灸刺法》："逆气虚劳寒损……颈项强……凡此诸病，皆灸绝骨五十壮。"《普济方·咳逆上气》："治逆气，虚劳寒损……颈项强……穴绝骨皆灸五十壮。"

脑空：《普济方·劳瘵》："治劳疾羸瘦体热，颈项强，穴脑空。"

（3）因肝致病：《普济方·总论》："肝主筋故令蓄结而肿，其病多生于颈项之间。"

2.按脏腑病变取穴

肾脏

涌泉、昆仑：《太素·五脏刺》："邪在肾，则骨痛阴痹。阴痹者，按如不得，腹胀腰痛，大便难，肩背颈项痛，时眩。取之涌泉、昆仑，视有血者尽取之。"《灵枢·五邪》："邪在肾，则病骨痛而阴痹……肩背颈项强痛，时眩，取之涌泉、昆仑。"《针灸甲乙经·肾小肠受病发腹胀腰痛引背少腹控睪》："阴痹者……肩背颈项强痛，时眩，取之涌泉、昆仑，视有血者尽取之。"

3.按经脉联系取穴

（1）八脉交会穴

后溪：《针灸大成·八法交会八脉》："后溪二穴通夫——督脉、申脉二穴通妻——阳跷脉（合于目内眦、颈项、耳、肩膊、小肠、膀胱）。"《杨敬斋针灸全书·八穴交会八脉》："后溪二穴夫通，督脉合于目内眦、颈项。"《针灸神书·琼瑶真人十段锦周流气上气下秘诀》："肩井只针手三里，颈项之疾手后溪。"

申脉：《针灸大成·八法交会八脉》"后溪二穴通夫——督脉、申脉二穴通妻——阳跷脉（合于目内眦、颈项、耳、肩膊、小肠、膀胱）。"《杨敬斋针灸全书·八穴交会八脉》："后溪二穴夫通，督脉合于目内眦、颈项。"《针灸神书·琼瑶真人十段锦周流气上气下秘诀》："肩井只针手三里，颈项之疾手后溪。"

（2）巨阴少阳经

风府：《普济方·骨空穴法》："凡病属巨阴少阳之经……或颈项痛者，治在风府……"

4.按临床主症取穴

（1）颈项转侧不利

承浆：《针灸大成·八脉图并治症穴》："颈项强痛，不能回顾，承浆一穴，风池二穴，风府一穴。"《普济方·胆》："风池……颈项痛，不能顾……"

风府：《针灸集成·颈项》："针灸法项强取承浆、风府"；《普济方·颈项强》："治颈项急不得顾，穴龈交、风府。"《普济方·颈项强》："治项如拔，不可左右顾，穴消泺、本神、通天、强间、风府、哑门、天柱、风池、龈交、天冲、陶道、外丘、通谷、玉枕。"

后溪：《针灸甲乙经·六经受病发伤寒热病》："振寒寒热……颈项强，身寒，头不可以顾，后溪主之。"《普济方·手太阳小肠经左右十六穴》："后溪……颈项强，不得回顾……"《普济方·颈项强》："治项强不得顾，穴天牖、后溪。"《普济方·颈项强》："治项强急痛不可顾，穴少泽、前谷、后溪、阳谷、完骨、昆仑、小海、攒竹。"

少泽：《金针秘传·手太阳小肠经》："少泽……颈项急不可顾……可灸一壮，针一分。"《普济方·手太阳小肠经左右十六穴》："少泽……颈项急不可顾。"《普济方·颈项强》："治项强急痛不可顾，穴少泽、前谷、后溪、阳谷、完骨、昆仑、小海、攒竹。"

天柱：《金针秘传·偃伏头部第二行》："天柱……治足不任身体……肩背痛欲折……颈项筋急不得回顾，头旋脑痛。针入五分，得气即泻立愈。"《普济方·颈项强》："治颈项筋急不得顾，穴天柱。"《普济方·颈项强》："治项如拔，不可左右顾，穴消泺、本神、通天、强间、风府、哑门、天柱、风池、龈交、天冲、陶道、外丘、通谷、玉枕。"

脑空：《金针秘传·偃伏头部第三行》："脑空……颈项强不得回顾，针入五分，得气即泻，可灸三壮。"《普济方·偃伏第三行左右十二穴》："脑空……颈项强不能回顾……"

龈交：《金针秘传·正面部中行》："龈交……治面赤……颈项急不得回顾……针入三分，可灸三壮。"《普济方·正面部中行六穴》："龈交……颈项急不得回顾……"《普济方·颈项强》："治颈项急不得顾，穴龈交、风府。"《普济方·颈项强》："治项如拔，不可左右顾，穴消泺、本神、通天、强间、风府、哑门、天柱、风池、龈交、天冲、陶道、外丘、通谷、玉枕。"《圣济总录·督脉》："龈交……治面赤心烦痛，颈项急不得回顾……针入三壮，可灸三壮。"

风池：《针灸大成·八脉图并治症穴》："颈项强痛，不能回顾，承浆一穴，风池二穴，风府一穴。"《普济方·胆》："风池……颈项痛，不能顾……"《针灸集成·足少阳胆经》："风池……主治……颈项如拔，痛不得回……"《普济方·偃伏第三行左右十二穴》："风池……颈项痛不得回顾……"《普济方·颈项强》："治项如拔，不可左右顾，穴消泺、本神、通天、强间、风府、哑门、天柱、风池、龈交、天冲、陶道、外丘、通谷、玉枕。"《普济本事方·灸中风十二穴》："风池……治颈项痛不得回顾……可灸七壮。"

气舍：《普济方·胃》："气舍……颈项强不得回顾……"《普济方·颈项强》："治颈项强不得顾，穴颊车、大椎、气舍、脑户。"《普济方·颈项强》：

"治颈项强不得顾，穴颊车、大椎、气舍、脑户。"

强间：《普济方·头部中行十穴》："强间……主头如针刺，不可以动，项如拔，不可左右顾视……颈项强……"《普济方·颈项强》："治项如拔，不可左右顾，穴消泺、本神、通天、强间、风府、哑门、天柱、风池、龈交、天冲、陶道、外丘、通谷、玉枕。"

大椎：《普济方·背腧部中行十三穴》："大椎……颈项不得回顾……"《普济方·颈项强》："治颈项强不得顾，穴颊车、大椎、气舍、脑户。"

附分：《普济方·背腧部第三行左右二十八穴》："附分……颈项强痛，不得回顾……"《圣济总录·足太阳膀胱经》："附分……颈项强痛不得回顾……可灸五壮，针入三分。"

腕骨：《普济方·手太阳小肠经左右十六穴》："腕骨……主颈项痛不可顾……"

肩井：《普济方·颈项强》："治颈项不得顾，穴肩井、魄户。"

魄户：《普济方·颈项强》："治颈项不得顾，穴肩井、魄户。"

天髎：《普济方·颈项强》："治项强不得顾，穴天髎、后溪。"

通天：《普济方·颈项强》："治颈项转侧难，穴通天。"《普济方·颈项强》："治项如拔，不可左右顾，穴消泺、本神、通天、强间、风府、哑门、天柱、风池、龈交、天冲、陶道、外丘、通谷、玉枕。"《圣济总录·足太阳膀胱经》："通天……治颈项转侧难……针入三分，留七呼，可灸三壮。"

脑户：《普济方·颈项强》："治颈项强不得顾，穴颊车、大椎、气舍、脑户。"

前谷：《普济方·颈项强》："治项强急痛不可顾，穴少泽、前谷、后溪、阳谷、完骨、昆仑、小海、攒竹。"

阳谷：《普济方·颈项强》："治项强急痛不可顾，穴少泽、前谷、后溪、阳谷、完骨、昆仑、小海、攒竹。"

完骨：《普济方·颈项强》："治项强急痛不可顾，穴少泽、前谷、后溪、阳谷、完骨、昆仑、小海、攒竹。"《圣济总录·足少阳胆经》："完骨……治头痛烦心……颈项痛不得回顾……针入五分，可灸七壮。"

昆仑：《普济方·颈项强》："治项强急痛不可顾，穴少泽、前谷、后溪、阳谷、完骨、昆仑、小海、攒竹。"

攒竹：《普济方·颈项强》："治项强急痛不可顾，穴少泽、前谷、后溪、阳谷、完骨、昆仑、小海、攒竹。"

消泺：《普济方·颈项强》："治项如拔，不可左右顾，穴消泺、本神、通天、强间、风府、哑门、天柱、风池、龈交、天冲、陶道、外丘、通谷、玉枕。"

本神：《普济方·颈项强》："治项如拔，不可左右顾，穴消泺、本神、通天、强间、风府、哑门、天柱、风池、龈交、天冲、陶道、外丘、通谷、玉枕。"

哑门：《普济方·颈项强》："治项如拔，不可左右顾，穴消泺、本神、通天、强间、风府、哑门、天柱、风池、龈交、天冲、陶道、外丘、通谷、玉枕。"《普济方·颈项强》"治项强不得顾，穴哑门。"

天冲：《普济方·颈项强》："治项如拔，不可左右顾，穴消泺、本神、通天、强间、风府、哑门、天柱、风池、龈交、天冲、陶道、外丘、通谷、玉枕。"

陶道：《普济方·颈项强》："治项如拔，不可左右顾，穴消泺、本神、通天、强间、风府、哑门、天柱、风池、龈交、天冲、陶道、外丘、通谷、玉枕。"

外丘：《普济方·颈项强》："治项如拔，不可左右顾，穴消泺、本神、通天、强间、风府、哑门、天柱、风池、龈交、天冲、陶道、外丘、通谷、玉枕。"

通谷：《普济方·颈项强》："治项如拔，不可左右顾，穴消泺、本神、通天、强间、风府、哑门、天柱、风池、龈交、天冲、陶道、外丘、通谷、玉枕。"

玉枕：《普济方·颈项强》："治项如拔，不可左右顾，穴消泺、本神、通天、强间、风府、哑门、天柱、风池、龈交、天冲、陶道、外丘、通谷、玉枕。"

（2）颈项俯仰不利

大杼：《针灸甲乙经·六经受病发伤寒热病》："颈项痛不可以俯仰，头痛振寒，瘛疭，气实则胁满，侠脊有寒气，热，汗不出，腰背痛，大杼主之。"《金针秘传·背腧部第二行》："大杼……疗疟……颈项强不可俯仰……针入五分，可灸七壮。"《普济方·膀胱》："大杼……颈项痛不可以俯仰……"《普济方·背腧部第二行四十四穴》："大杼……颈项强痛，不可俯仰……"《普济方·颈项强》："治颈项强不可俯仰，穴大杼、京骨。"《圣济总录·足太阳膀胱经》："大杼……疗疟，颈项强不可俯仰……针入五分，可灸七壮。"《普济方·颈项强》："治颈项强不可俯仰，穴大杼、京骨。"

完骨：《普济方·颈项强》："治项肿不可俯仰，颊肿引耳后，穴完骨。"

京骨：《普济方·颈项强》："治颈项强不可俯仰，穴大杼、京骨。"《普济方·颈项强》："治颈项强不可俯仰，穴大杼、京骨。"

（3）颈项肿

支正：《针灸甲乙经·六经受病发伤寒热病》："振寒热，颈项肿，实则肘挛，头项痛，狂易，虚则生疣，小者痂疥，支正主之。"《普济方·颈项强》："治颈肿项痛不可顾，穴天容、前谷、角孙、腕骨、支正。"

腕骨：《普济方·颈项强》："治颈项肿寒热（资生经），穴腕骨、阳谷。"《普济方·颈项强》："治颈肿项痛不可顾，穴天容、前谷、角孙、腕骨、支正。"《普济方·唇颊肿痛》："治颈项肿，寒热，穴腕骨、阳谷。"

阳谷：《普济方·颈项强》："治颈项肿寒热（资生经），穴腕骨、阳谷。"《普济方·唇颊肿痛》："治颈项肿，寒热，穴腕骨、阳谷。"

丘墟：《普济方·颈项强》："治颈肿寒热，穴丘墟。"

大迎：《普济方·颈项强》："治寒热颈痛瘰，穴大迎。"

人迎：《普济方·颈项强》："治项气闷肿，食不下，穴人迎。"

天容：《普济方·颈项强》："治颈肿项痛不可顾，穴天容、前谷、角孙、腕骨、支正。"《普济方·颈项强》："治颈项痛肿不能言，穴天容。"

前谷：《普济方·颈项强》："治颈肿项痛不可顾，穴天容、前谷、角孙、腕骨、支正。"

角孙：《普济方·颈项强》："治颈肿项痛不可顾，穴天容、前谷、角孙、腕骨、支正。"

浮白：《普济方·颈项强》："治颈项痛肿不能言，及瘿，肩不举，穴浮白。"

（4）颈项疼痛

臂臑：《金针秘传·手阳明大肠经》："臂臑……治寒热，颈项拘急……可灸三壮，针入三分。"《普济方·颈项强》："治颈项强，穴臂臑、强间。"《圣济总录·手阳明大肠经》："臂臑……治寒热颈项拘急……可灸三壮，针入三分。"

哑门：《金针秘传·偃伏头部中行》："哑门……禁不可灸……治颈项强……针入二分。"《针灸集成·颈项》："颈项强痛取通天、百会、风池、完骨、哑门、大杼。"《针灸集成·督脉》："哑门……主治颈项强急不语……"《普济方·口喑哑》："治颈项强……穴哑门。"《圣济总录·督脉》："哑门……治颈项强……针入二分。"

角孙：《针灸集成·手少阳三焦经》："角孙……主治颈项强。"《普济方·颈项强》："主颈项柱满，穴角孙。"

外丘：《金针秘传·足少阳胆经》："外丘……治肤痛……颈项痛……针入

三分，可灸三壮。"《针灸集成·足少阳胆经》："外丘……主治颈项痛……"《普济方·足少阳胆经左右三十穴》："外丘……颈项痛……"《圣济总录·足少阳胆经》："外丘……治肤痛痿痹……颈项痛恶风寒……针入三分，可灸三壮。"

　　后顶：《针灸集成·督脉》："后顶……主治颈项强急……"《普济方·颈项强》："治颈项疼，历节汗出，穴飞扬、涌泉、颔厌、后顶。"

　　龈交：《针灸集成·督脉》："龈交……主治颈项强……"

　　飞扬：《扁鹊神应针灸玉龙经·壬足太阳膀胱经》："飞扬……主治颈项强痛……"《普济方·足太阳膀胱经左右三十六穴》："飞扬……主颈项疼……"《普济方·颈项强》："治颈项疼，历节汗出，穴飞扬、涌泉、颔厌、后顶。"

　　本神：《普济方·胆》："本神……颈项强急……"《普济方·面部第四行左右十穴》："本神……颈项强急痛……"《普济方·颈项强》："治颈项强痛，穴本神。"《普济方·颈项强》："治颈项强痛，穴本神。"

　　颔厌：《普济方·侧头部左右二十六穴》："颔厌……颈项痛。"《圣济总录·足少阳胆经》："颔厌……颈项痛，针入七分，留七呼，可灸三壮。"《普济方·颈项强》："治颈项痛，穴完骨、颔厌。"《普济方·颈项强》："治颈项疼，历节汗出，穴飞扬、涌泉、颔厌、后顶。"

　　曲鬓：《普济方·侧头部左右二十六穴》："曲鬓……主颈项急强，不得顾。"

　　完骨：《普济方·侧头部左右二十六穴》："完骨……颈项痛，不得回顾……"《普济方·颈项强》："治颈项痛，穴完骨、颔厌。"《普济方·颈项强》："治项痛，穴玉枕、完骨。"《普济方·颈项强》："治颈项痛，穴完骨、颔厌。"

　　通谷：《普济方·足太阳膀胱经左右三十六穴》："通谷……颈项痛……"

　　京骨：《普济方·足太阳膀胱经左右三十六穴》："京骨……颈项强……"

　　窍阴：《普济方·颈项强》："治项痛，穴窍阴、消泺。"

　　消泺：《普济方·颈项强》："治项痛，穴窍阴、消泺。"

　　强间：《普济方·颈项强》："治颈项强，穴臂臑、强间。"《普济方·颈项强》："疗颈如拔，穴强间。"

　　天柱：《普济方·颈项强》："治项如拔，穴天柱。"《圣济总录·足太阳膀胱经》："天柱……治足不任身体……兼治颈项筋急……针入五分，得气即泻，立愈。"

　　涌泉：《普济方·颈项强》："治颈项疼，历节汗出，穴飞扬、涌泉、颔厌、后顶。"

玉枕：《普济方·颈项强》："治项痛，穴玉枕、完骨。"

5.按临床主要兼症取穴

（1）腰痛

京骨：《针灸甲乙经·六经受病发伤寒热病》："颈项强，腰脊不可俯仰，目眩，心痛与肩背相引，如从后触之状，身寒从胫起，京骨主之。"

飞扬：《针灸甲乙经·阳受病发风》："腰痛，颈项痛，历节汗出而步履，寒复不仁，腨中痛，飞扬主之。"

附分：《普济方·膀胱》："附分……主背痛引颈项。"

（2）臂痛

天井：《针灸甲乙经·手太阴阳明太阳少阳脉动发肩背痛肩前臑皆痛肩似拔》："肘痛引肩，不可屈伸，振寒热，颈项肩背痛，臂痿痹不仁，天井主之。"《普济方·三焦》："天井……颈项肩背痛。"《普济方·手少阳三焦经左右二十四穴》："天井……颈项及肩背痛……"《普济方·颈项强》："疗颈项及肩背痛，穴天井。"《普济方·肘痛》："疗肘痛引肩，不可屈伸，颈项及肩背痛，臂痿不仁，穴天井。"

天髎：《金针秘传·肩膊部》："天髎……治肩肘痛引颈项急……针入八分，可灸三壮。"《针灸集成·手少阳三焦经》："天髎……主治肩臂酸痛……颈项急……"《普济方·肩膊部左右二十六穴》："天髎……治肩肘痛引颈项急……"

附分：《金针秘传·背腧部第三行》："附分……治肩背拘急……颈项强痛不得回顾……可灸五壮，针入三分。"《普济方·腠理痛》："治肩背急……颈项强痛……穴附分。"

肩井：《普济方·肩膊部左右二十六穴》："肩井……颈项不得回顾，背膊闷……"

臂臑：《针灸集成·手阳明大肠经》："臂臑……主治臂痛无力……颈项拘急……"《普济方·瘰疬》："治寒热颈项急，瘰疬，臂痛不得举，穴臂臑。"

少泽：《针灸集成·手太阳小肠经》："少泽……主治臂痛、颈项痛不可顾……"《普济方·偏风》："治臂痛瘰疬……颈项急不可顾……穴少泽。"

小海：《针灸集成·手太阳小肠经》："小海……主治臂肩臑颈项痛……"

（3）膝痛

京骨：《金针秘传·足太阳膀胱经》："京骨……治膝痛不得屈伸……颈项痛……针入三分，可灸七壮。"

（4）手足不收

悬钟（绝骨）：《针灸集成·足少阳胆经》："悬钟……主治……颈项痛，手足不收……"

（5）头晕目眩

本神：《针灸甲乙经·六经受病发伤寒热病》："头痛目眩，颈项强急，胸胁相引，不得倾侧，本神主多。"《金针秘传·正面部第四行》："本神……治目眩，颈项强急痛……针入三分，可灸七壮。"《普济方·目眩》："治目眩颈项强急……穴本神。"《圣济总录·足少阳胆经》："本神……治目眩，颈项强急痛……针入三分，可灸七壮。"

通谷：《金针秘传·足太阳膀胱经》："通谷……治头重目眩……颈项痛……可灸三壮，针入二分。"

强间：《金针秘传·偃伏头部中行》："强间……治脑旋目晕……颈项强左右不得回顾……可灸七壮，针入二分。"《圣济总录·督脉》："强间……治脑旋目晕……颈项强。"

颔厌：《金针秘传·侧头部》："颔厌……治头风眩……颈项痛。针入七分，留七呼，可灸三壮。"

小海：《普济方·手太阳小肠经左右十六穴》："小海……风眩颈项痛……"

后顶：《圣济总录·督脉》："后顶……治目眩，颈项恶风寒。"

（6）癫狂

后顶：《针灸甲乙经·阳厥大惊发狂痫》："癫疾瘛疭狂走，颈项痛，后顶主之。"

（7）伤寒热病

前谷：《金针秘传·手太阳小肠经》："前谷……治热病汗不出……颈项痛……可灸一壮，针入一分。"《普济方·足少阳胆经》："前谷……颈项臂痛汗不出……"《普济方·手太阳小肠经左右十六穴》："前谷……颈项痛……"《圣济总录·手太阳小肠经》："前谷……治热病汗不出……颈项痛……可灸一壮，针入一分。"

后溪：《金针秘传·手太阳小肠经》："后溪……治疟寒热……颈项强不得回顾……可灸一壮，针入一分。"《普济方·小肠》："后溪……颈项强，身寒耳鸣……"《圣济总录·手太阳小肠经》："后溪……治疟寒热……胸满颈项强……可灸一壮，针入一分。"

小海：《金针秘传·手太阳小肠经》："小海……治寒热……颈项痛……可灸

三壮，针入二分。"《圣济总录·手太阳小肠经》："小海……风眩颈项痛……可灸三壮，针入二分。"

后顶：《金针秘传·偃伏头部中行》："后顶……颈项恶风寒……可灸五壮，针入三分。"《普济方·颈项强》"治颈项痛恶风寒，穴后顶、外丘。"

风池：《金针秘传·偃伏头部第三行》："风池……治洒渐寒热……颈项痛不得回顾……针入七分，留七呼，可灸七壮。"《圣济总录·足少阳胆经》："风池……治洒渐寒热……颈项痛不得回顾……针入七分，留七呼，可灸七壮。"

风门：《金针秘传·背腧部第二行》："风门……治伤寒，颈项强……针入五分，留七呼。"《普济方·背腧部第二行四十四穴》："风门……治伤寒颈项强……"《普济方·伤寒》："治伤寒颈项强……穴风门。"《圣济总录·足太阳膀胱经》："风门……治伤寒颈项强……可灸五壮。"《普济方·伤寒》"治伤寒颈项强……穴风门。"

侠溪：《普济方·足太阳膀胱经》："侠溪……寒热目赤颈项痛……"

臂臑：《普济方·手阳明大肠经二十八穴》："臂臑……治寒热颈项拘急，瘰疬……"

支正：《普济方·伤寒》："治热病先腰胫酸……颈项肿……穴支正、少海。"《普济方·伤寒寒热》："治热病……颈项肿……穴少海、支正。"

少海：《普济方·伤寒》："治热病先腰胫酸……颈项肿……穴支正、少海。"《普济方·伤寒寒热》："治热病……颈项肿……穴少海、支正。"

天井：《普济方·伤寒》："治振寒颈项痛……穴天井。"《普济方·伤寒寒热》："治伤寒振寒，颈项痛，穴天井。"《普济方·伤寒》："治振寒颈项痛，穴天井。"

外丘：《普济方·颈项强》："治颈项痛恶风寒，穴后顶、外丘。"

曲差：《普济方·颈项强》："疗心烦满，汗不出，头项痛，身热目视不明，穴曲差。"

天突：《普济方·颈项强》："疗身寒热，颈肿，喉中鸣翁翁，胸中气鲠鲠，穴天突。"

少泽：《圣济总录·手太阳小肠经》："少泽……治疟寒热汗不出……颈项急不可顾……可灸一壮，针入一分。"

（8）鼻塞

通天：《金针秘传·偃伏头部第二行》："通天……治颈项转侧难，鼻塞闷，偏风口……针入三分。"《普济方·偃伏第二行左右十四穴》："通天……治颈项转侧难，鼻塞闷……"

（9）咳逆

气舍：《金针秘传·侧颈项部》："气舍……治咳逆上气……颈项强不得回顾，针入三分，可灸三壮。"《圣济总录·足阳明胃经》："气舍……治咳逆上气……颈项强不得回顾……"《普济方·咳逆上气》："治咳逆上气……颈项强，穴气舍。"

少泽：《普济方·癫痫瘰疬》："治臂痛瘰疬，咳嗽，颈项急不可顾，穴少泽。"

风池：《普济方·颈项强》："治痎疟，颈项痛不得顾，穴风池。"

（10）头痛

完骨：《金针秘传·侧头部》："完骨……治头痛烦心……颈项痛不得回顾……针入五分，可灸七壮。"《普济方·癫痫瘰疬》："治臂痛瘰疬，咳嗽，颈项急不可顾，穴少泽。"

颔厌：《针灸集成·足少阳胆经》："颔厌……主治头风痛、颈项俱痛……"

风府：《普济方·头痛》："治头痛颈项急，不得顾，目眩，穴风府。"《普济方·颈项强》："疗头痛，及项急不可倾侧，穴风府。"《普济方·目眩》："治头痛颈项急，目眩，穴风府。"《圣济总录·督脉》："风府……治头痛颈项急不得回顾……针入三分。"《普济方·头痛》："治头痛颈项急……穴风府。"

通天：《普济方·颈项强》："治头痛重，暂起僵仆，穴通天。"

通谷：《普济方·目眩》："治头重……颈项痛，穴通谷。"

脑空：《圣济总录·足少阳胆经》："脑空……治脑风头痛不可忍……颈项强不得回顾，针入五分，得气即泻，可灸三壮……"

（11）腹满

京骨：《普济方·膀胱》："京骨……腹满颈项强……"

（12）体痛

飞阳（飞扬）：《普济方·膀胱》："飞阳……体痛颈项痛……"

（13）言语不利

哑门：《普济方·头部中行十穴》："哑门……治颈项强，舌缓不能言……"《普济方·口喑哑》："治颈项强……穴哑门。"

天容：《普济方·侧颈项部左右十八穴》："天容……主颈项痛，不能言……"

（14）口眼㖞斜

完骨：《普济方·偏风》："治偏风口面㖞，颈项痛……穴完骨。"

（15）胁痛

阳谷：《普济方·颈项强》："疗胁痛，颈肿寒热，穴阳谷。"

（16）牙痛

曲鬓：《普济方·颈项强》："疗颈项强不得顾，引牙齿痛，口噤不能言，穴曲鬓。"

小海：《普济方·牙痛》："治寒热齿龈肿，风眩，颈项痛，穴小海。"

（17）喉痹

完骨：《普济方·喉痹》："治喉痹颈项肿，不可俯仰，穴完骨、天牖、前谷。"

天牖：《普济方·喉痹》："治喉痹颈项肿，不可俯仰，穴完骨、天牖、前谷。"

前谷：《普济方·喉痹》："治喉痹颈项肿，不可俯仰，穴完骨、天牖、前谷。"

颈项为阳位，十二经脉均和颈项存在紧密的联系，临床上首重辨经。其次，结合临床颈项主症特点和兼症表现，选择相应的腧穴。

第二节　针灸治疗颈椎病的现代经验

一、一般治疗

临床上治疗颈椎病一般采用颈项部阿是穴和颈肩上肢穴位相配伍，采用循经取穴和辨病辨证取穴等。一般取穴如颈项夹脊、风府、风池、颈百劳、大椎、肩井、肩贞、肩髎、曲池、合谷等穴，在此基础上随证加减。一般可以采用电针、手针、温针灸等刺激方式。亦可见采用单纯微针系统治疗颈椎病的报道，如耳针、头针、眼针等，在此不一一叙述。

二、老穴新用

1.列缺

安医附院新医室采用针刺双侧列缺，进针针尖须向肘部微斜刺入，约2~3分钟，针感酸、麻、胀为度，留针10分钟。每日1次，共10次为1个疗程，间隔5~7日可行第2个疗程。

2.阴谷

吴氏取双侧阴谷穴治疗100例颈椎病，同时行颈部活动，出针后拿捏椎旁筋肌数次。显效89例，有效8例，好转3例，总有效率97%。

3.四方

孟向文将颈部的双侧天牖、天容、天窗、天鼎和患侧列缺穴称之为"四方穴",运用于神经根型颈椎病临床治疗。天牖:针尖于胸锁乳突肌后缘沿着横突向椎体方向进针1~1.5寸,得气后施雀啄手法约30秒(小幅度高频率提插100次/分),针感酸麻,向头枕部扩散;天容、天窗:针尖向椎体直刺1~1.5寸,得气后施雀啄手法约30秒,针感向肩关节、上臂及手放射;天鼎:针尖向椎体直刺1~1.5寸,得气后施雀啄手法约30秒,针感酸麻,向肩部及背部扩散;列缺:针尖斜向肘部,刺入0.5寸,得气后大幅度低频率捻转1分钟(捻转180°,60次/分钟)。

4.颈五针

宋美芹等临床常采用颈五针(双侧风池、双侧天柱、风府)治疗颈椎病。风池针尖向对侧眼球方向针刺1.5~2寸,产生明显酸胀感;天柱穴直刺1~1.5寸;风府穴直刺1~1.5寸,针尖向下。其余配穴,均以局部产生酸胀感或针感向颈部或腕部走窜为佳。每天1次,每次30分钟,7次为1个疗程,疗程间隔3天。

5.项七针

贾红玲等观察项七针(双侧的风池、天柱、完骨及风府穴)对椎动脉型颈椎病的临床优效性。针刺风池、完骨、天柱6个穴位,深0.8~1.2寸,风池向鼻尖方向针刺,天柱直刺,完骨向下斜刺,风府向下斜刺0.8~1.2寸,得气后行平补平泻法,使酸胀感扩散至颈项部。留针30分钟,每日1次,6次为1个疗程,疗程间休息1天,治疗2个疗程。结果发现项七针能显著改善患者的眩晕症状、见效快、疗程短。

6.咽六针

目前其他型颈椎病在临床高发,如过去所叙述的食管型。陈琰东等对食管型颈椎病采用咽六针进行干预。咽六针(廉泉、双水突、双扶突、天突),平补平泻,留针30分钟。经治疗后,吞咽困难及咽部异物感消失,颈肩部疼痛、右上肢麻木缓解。

三、新穴发现

1.颈项局部腧穴

(1)哑1~4穴:周志杰等深刺哑1~4穴治疗颈椎病1337例(神经根型者1246例,椎动脉型者49例,脊髓型者42例)。哑1穴(哑门穴下1寸)、哑2穴(哑门穴下2寸)、哑3穴(哑2穴左右旁开各0.5寸)、哑4穴(大椎穴上1寸)。

针刺时哑1、2、4穴为四肢触电感，哑3穴触电感放射到同侧上肢，每次选1穴，上4穴交替使用，临床痊愈581例，显效39例，改善329例，无效28例，总有效率为97.91%，作者认为病程越短，疗效越好。

（2）杨甲三颈夹脊8穴：颈夹脊穴是一组穴位，各位于相邻颈椎棘突间，旁开中线0.5寸。临床常用C_{3-7}两侧共8个穴位。眩晕加百会，手指麻木加外关。亦有人取C_5、C_6两侧穴位，称之为颈四穴。

（3）颈四针：从C_3棘突下至C_6棘突下共4穴为颈四针。患者取端坐位，两臂自然下垂，头稍前倾，毫针垂直刺入穴位0.5~0.8分，行提插捻转雀啄法，平补平泻，每5分钟行针一次，针感传至患侧肩、臂、手指，留针30分钟。每日1次，10次为1个疗程。

（4）颈臂穴：孟氏等取颈臂穴（锁骨中点上缘直上1~1.5寸，胸锁乳突肌后缘），与皮肤垂直向颈椎方向直刺1~1.5寸，出现电麻感向同侧上肢及五指末梢处放射即可出针。

（5）颈椎穴：宋氏采用穴位注射颈椎穴（肩胛骨天宗穴直下1.5~2寸处，有一压痛点即是）治疗颈椎病，发现治疗颈型和神经根型效果较好。

（6）完骨连线6穴：陈氏用项丛刺治疗67例神经根型患者，总有效率达91%。方法：主穴取两完骨连线（分6等分，每1等分点为1穴）的6穴，用1.5寸毫针在主穴上行捻转提插复合补法。

（7）颈椎间隙点：郭伟等选择采用经颈椎X线检查及按临床神经受损节段症状判定受损脊神经节段，在相应颈椎节段患侧，后正中线旁开2cm处为进针点。每次取1~2个进针点，每3天治疗1次。

（8）新设穴：刘悦等治疗颈椎病取四神聪、风池（双）、新设（C_3棘突旁开1.5寸）、肩中俞。患者取坐位，头前倾状伏在桌上，暴露颈项部，四神聪用毫针向百会方向透刺，行捻转手法，针感向头顶放散，风池、新设、肩中俞用毫针直刺，行提插捻转补泻手法，得气后在针柄上穿置一段长约2cm的艾条施灸，直到艾条烧完为止。连续使用两段艾条，使热力通过针身传入体内，如觉太热可随时调整针刺的深度或在皮肤上垫以纸片。每天1次，10次为1个疗程，疗程间休息2天，连续2个疗程。

（9）颈肩穴：庄礼兴等临床善用针药结合治疗颈椎病，提出一个颈肩穴，定位于大椎及肩井连线中点，当颈肩连接交界处。

（10）颈三针：靳瑞教授临床善用靳三针疗法，对于颈椎病，提出了颈三针，即双侧颈百劳穴、大柱穴、天柱穴。黄俊浩使用靳三针中的颈三针治疗神经根型颈椎病，总有效率为90%。

（11）阿是旁穴：刘冬梅等围绕经络取穴的原则，结合临床压痛点，在其附近的经络上寻找相应的位置进行针刺，称之为"阿是旁穴"。一般取1~2个，多则4~5个，毫针直刺得气后施以补泻手法，然后点燃艾条，施以温和灸，每次30分钟，每日1次，10次为1个疗程。

（12）顶项三穴：乐薇等采用顶项三穴（百会、风池、天柱），单次留针30分钟。每日治疗1次，7天为1个疗程，休息1日后，进行下1个疗程，连续治疗2个疗程后观察疗效。发现采用顶项三穴治疗椎动脉型颈椎病后，症状、体征改善明显，加快患者局部血流速度，降低其阻力指数和搏动指数，从而增加患者局部的血流量，改善肺部血液供应状态，显著降低患者的血浆内皮素含量，改善患者脑部血管的痉挛状态，使脑部的血液循环恢复正常。

（13）阳维四穴：陈敏等采用阳维四穴加风池穴治疗颈型颈椎病，主穴以颈夹脊穴、天柱、后溪、申脉、悬钟、大椎、风门、阳维四穴（风池、风府或哑门、外关）、列缺、风池延长线。研究表明针刺阳维四穴为主加风池延长线治疗风寒阻络型颈型颈椎病具有更好的临床镇痛效果。

2. 上肢腧穴

重子穴和重仙穴：董景昌先生发明的董氏奇穴，认为手掌上的重子穴（在手掌虎口下约1寸，即大指掌骨与示指掌骨之间）和重仙穴（在大指与示指骨夹缝间，离虎口2寸，与手背灵骨穴正对相通）是治疗颈椎病的重要腧穴。

3. 下肢腧穴

中手穴：王氏等选用中手穴（腓骨粗隆与外踝连线的上1/3处），行巨刺针法，出现针感后，点按风池、大椎、肩井等穴，治疗278例颈椎病，痊愈194例，显效45例，好转31例，总有效率97.2%。

四、新式针法

1. "党参样花斑"挑刺法

曹氏在患者颈背部表皮上寻找"党参花样"花斑，经局麻后挑刺，每次挑3~4个花斑，其中一定要有一个选择在颈椎体上，治疗560例，痊愈504例，显效38例，好转18例。

马氏报告用局部皮损反应点挑治效果最好。每次挑5~6个花斑，挑后在创面上敷一薄鲜姜片。治疗239例，有217例（90.8%）临床痊愈，总有效率达99.5%。张氏治疗34例患者，选用病变相应棘突正下方及左右旁开1寸处为挑治点，挑起皮下纤维后，先作大幅度牵拉松提后再挑断，每点挑4~6根纤维即可。挑后贴以酒精生姜片，然后用频谱治疗仪照射颈部。结果治愈18例，显效14例。

2.天窗穴骨膜刺法

董敏伟等诊治颈椎病发明了独特的"天窗穴骨膜刺法"，在喉结平开，胸锁乳突肌后缘，天窗穴进针，针尖方向略偏向颈椎，约110°角，直达C_4横突，以雀啄手法，在骨膜上雀啄20次左右，不留针。

3.项丛芒刺法

陈氏选用项丛芒刺治疗颈椎病67例。主穴以两完骨穴为两点沿颅骨底为一连线，分成6等份，每1等份点为1穴，用1.5寸毫针在主穴上行捻转提插复合补法。用6寸芒针从大椎向患侧肩透刺，绝骨施以捻转补法。每天治疗1次，12次为1个疗程。显效24例，有效37例，无效6例，总有效率为91%。

4.扬刺法和排刺

刘美荣等在阿是穴正中刺一针，然后在距阿是穴1.5cm的上下左右各浅刺一针，称之为扬刺。同时在沿受压神经通路等距离排刺，均进针1寸左右，两针相距1寸，平补平泻法。

5.雀啄刺法

陈粉扣等观察雀啄刺法对颈椎病的疗效，取腕骨、阳陵泉、颈夹脊穴（$C_{4/5}$或$C_{5/6}$），患者取俯伏坐位或侧卧位，两臂垂直于床上，先刺远道穴位腕骨、阳陵泉，缓慢进针得气后行雀啄刺法。即用右手持针，用无名指紧贴在穴位一旁以腕关节上下快速运动，带动刺手拇、示、中指，达到在穴位上下小幅度地提插，幅度值1~2mm，提插频率在180~220次/分。每5分钟行雀啄刺法1次，行针时患者感酸胀，术者感到针下沉紧而重，同时令患者活动颈项3~5分钟；后刺颈夹脊穴，缓慢进针得气后行雀啄刺法（方法同上）。留针时，在颈部施温针灸，用一段长约2cm左右艾条插在针柄上，点燃施灸，每施1壮后，行雀啄刺法1次，共施3壮。留针30~40分钟。每日1次，10日为1个疗程。

6.天宗穴苍龟探穴法针刺

李雪青等对神经根型颈椎病采用"天宗穴苍龟探穴法针刺"的方法干预，每天1次，10次为1个疗程，共治疗3个疗程。"天宗穴苍龟探穴法针刺"治疗神经根型颈椎病有显著的临床疗效，总有效率为91.89%，治愈率为43.24%。治疗后，患者疼痛、工作和生活能力、臂丛牵拉试验或压头试验明显改善。

7. 贺氏三通法

贺氏针灸三通法是著名针灸学家贺普仁教授经过50余年的临床经验而提出的针灸治疗疾病的3种基本方法：即微通法、温通法、强通法。①微通法（毫针刺法）：取主穴（大椎、大杼、养老、悬钟、后溪）和配穴（风寒湿型配外关、昆仑；气滞血瘀配支沟、膈俞；痰湿阻络配列缺、脾俞；肝肾不足配命门、太溪；气血亏虚配肺俞、膈俞）。进针后行捻转或平补平泻手法，以得气为度，针颈部穴位使针感向肩背部下传，针肩部穴位针感下传至手指，留针30分钟，每日1次，10次为1个疗程。②温通法（火针疗法）：取夹脊穴、阿是穴（痛点及肌肉僵硬处），选用直径0.5mm；长2寸的钨锰合金针，置酒精灯上，将针身的前中段烧透至白，对准穴位，速刺疾出，深达肌腱与骨结合部，出针后用消毒干棉球重按针眼片刻，在每平方厘米病灶上，散刺2~6针，每周治疗2次，嘱患者保持局部清洁，避免针孔感染。③强通法（拔罐法为主）：行针前在颈部找到压痛点或阳性反应物，或相应穴位。选用大小适当的火罐，在拔罐部位皮肤呈现紫色或拔至10分钟时起罐，每日1次，10次为1个疗程。

8. 月生死针刺法

唐卫华通过研读《易经》，结合"天人合一"的思想，研发出"月生死针刺法"，取穴以患侧的风池、百劳、大椎、大杼、风门、天宗、肩髃、手三里、外关、后溪、悬钟、阿是穴为主。采用平补平泻，留针30分钟。同时加用"月生死针刺法"：即在农历的初一时行针1次，初二时行针2次，递增至15日行针15次，16日也是行针15次，17日则行针14次，并逐渐递减至30日的行针1次。每天1次，10次为1个疗程。

9. 三风一针法

吴中朝教授总结多年临床经验，长针透刺可同时刺激到风府、风池、翳风3个"风"穴，故名"三风一针"法。选定风府穴，局部常规消毒，左手拇、食指捏持针体下段，右手拇、食指持针柄，将针尖对准风府穴，双手配合，快速刺入皮下，针尖向风池、翳风穴方向，沿枕骨下缘缓慢捻转进针，刺入约2.5寸，针身分别经过风府、风池、翳风3穴，再捻转12分钟，使产生酸、麻、重、胀等得气感，留针30分钟，留针期间反复行针捻转12次（捻转速度每分钟120次左右）。针刺时不可向颅内深刺，以免刺入枕骨大孔伤及延髓。针尖透至翳风穴时，勿刺破皮肤。

10. 长针透刺法

胡晓龙等采用长针透刺干预神经根型颈椎病，取双侧风池穴、颈夹脊穴、患侧天宗穴、肩髃穴及后溪穴。风池穴向鼻尖方向刺入25mm；双侧颈部棘突旁开0.5寸，直刺25mm；患侧天宗穴直刺20mm，遇阻力时即刻停止；向下直刺患侧肩髃穴25mm；直刺患侧后溪穴，针刺深度为20mm。每日针刺1次，留针30分钟，10天为1个疗程，期间周末休息。连续2个疗程后进行疗效评定。

11. 十字颈部针法

殷松娜等运用"十字颈部针法"治疗神经根型颈椎病。取穴：大椎、天柱（双）、陶道、颈夹脊（根据临床症状神经支配选穴）、曲垣（双）、筋缩。大椎穴向上斜刺0.5~1寸。双侧天柱穴直刺0.5~0.8寸，陶道穴斜刺0.5~1寸，颈夹脊穴直刺0.5~1寸，双侧曲垣穴直刺0.3~0.5寸，筋缩穴得气后行平补平泻，留针30分钟。每日治疗1次，连续6天，休息1天，2周为1个疗程，共治疗2个疗程。发现"十字颈部针法"治疗神经根型颈椎病较传统取穴针刺更能显著改善临床症状，尤其适用于改善颈肩部疼痛、手指疼痛和麻木，减轻上肢疼痛与麻木，改善感觉障碍、上肢肌力方面。

12. 子午捣臼法

侯佩新等结合子午捣臼法干预椎动脉型颈椎病，选用大椎、天柱（双）、颈椎夹脊和后溪（双）。患者取坐位，针刺入皮肤约1寸，得气后按九数紧按慢提，然后按六数紧提慢按，同时反复左右捻转针体。每日治疗1次，留针约20分钟，每疗程5日，间隔2日，共8个疗程。

13. 滞动针

邓春明等观察滞动针对颈型颈椎病的临床疗效。取穴：双侧天柱、大杼、大椎穴。天柱以3寸毫针向下平刺，与人体纵轴平行，滞针后快速小浮动拉动针柄；大杼穴以3寸毫针平刺，对着肩峰方向刺入，滞针后快速小幅度拉动针柄；大椎穴以3寸毫针平刺，对着哑门方向刺入，滞针后快速小浮动拉动针柄。每5分钟后，再次小幅度快速拉动针柄，20分钟后取针。每日1次，连续1周。滞动针可以快速有效的减轻颈型颈椎病患者疼痛症状。

五、新式灸法

隔物灸——隔布灸

（1）大椎穴：张华等以艾绒（甲级艾绒为佳）捏成底面直径2.5cm×2.5cm

左右锥状大艾炷7壮。医院日常所用消毒纱布（敷料）一块，以水淋湿后拧半干。嘱患者俯卧位，充分暴露项部，将半干敷料置于大椎穴处，艾炷点燃后置于敷料上，待艾炷燃及一半时点燃另一炷备用，艾灸出现灼热感即换置备用艾炷，单次治疗时间60分钟。

（2）辨证取穴：马兆勤等使用陈醋（各产地均可）250g，把中草药红花、片姜黄、葛根、丝瓜络各9g，用陈醋浸泡30分钟制成红花药液。将红棉布放在药液里浸透，取出晾干，然后把布折成6折，呈长方形备用。点燃清艾条一端，用药布包紧艾条点燃的一端，以拇指、食指及中指捏住包紧的红药布艾条，重量为1千克左右，对准穴位施旋转揉按，以穴位产生温、热、胀感为度，再更换另一支燃着的艾条，如法施灸。每灸1次为1壮，每穴灸3~5壮，一般施灸3~6分钟，每日1次，10次为1个疗程。

六、其他新式操作方法

1. 刺络拔罐法

以C_7与T_1棘突正中处为中心，梅花针叩打直径1~1.5寸，呈微点状皮肤渗血后，以等大火罐吸附，每日1次，共10次为1个疗程，间隔5~7日可行第2个疗程。

杨永璇老先生治疗颈椎病擅长使用七星针叩打，围绕颈椎棘突$C_{5~7}$和大椎、风门（双）、肺俞（双）等穴位，诸穴交替，先用七星针叩打至微微出血，然后拔火罐6~10分钟，每穴吸出瘀血1~3ml。伴有神经根刺激征者，沿手阳明经及手太阴经循行路线选穴施针，若尺神经受压则针刺心经和小肠经的穴位，遵循"经络所过，主治所在"的治则。

2. 激光针灸法

激光针灸是80年代兴起的一门新技术，1985年李世瑞等发明了空心针，将激光导入深部照射的新方法。迟振荣等以颈椎局部病区位置的压痛点为干预点，采用激光针灸刺激。治疗颈椎病240例，临床治愈率74.4%，显效17.4%，好转7.1%，总有效率为98.9%，平均治愈次数为6.8次。

3. 离子导入法

周氏将80例颈椎病随机分成治疗组与对照组。治疗组采用直流电疗机，用复方中药阳离子导入，对照组服用骨刺片及中药治疗。治疗组显效28例，有效8例；对照组显效2例，有效8例，两组疗效有显著差异。

刘立杰等采用新设、大椎、外关、合谷穴行平补平泻，留针20分钟，得气后行针2~3次。离子导入液用川乌、草乌、当归、赤芍、红花、葛根、威灵仙等研末，放在陈醋中浸泡1个月而成。将直流电疗机阴极放在颈部病变处阿是穴，阳极放在两臂的外关、手三里、曲池上。调节电流，患者有轻微麻感即可，通电3分钟。每天1次，10天为1个疗程。

4.穴位注射

王红梅等取颈椎增生节段相应的夹脊穴，或颈项疼痛部位相应的夹脊穴。常规消毒后，用带小6号针头的注射器进行穴位注射，进针得气后，缓缓将药液（骨宁注射液与当归注射液的混合液）推入穴位。每穴用药0.3~0.5ml，每周3次，10次为1个疗程，一般治疗1~2个疗程。

张氏等取风池（双）、风府、阿是穴，用丹参注射液做穴位注射，每日每穴1次，6小时后推拿。拿揉患处肌肉、韧带，反复揉痛点，点风池、风府、肩井。滚推督脉及膀胱经各5遍，点印堂、百会、太阳。夹住患者对应手指进行牵拉，听到响声后揉捻指头。将患肢高举过头，双手握其腕部牵拉3次。10日为1个疗程。治疗124例，痊愈83例，有效40例，无效1例。

孙氏等以穴注配合扣针拔罐治疗颈椎综合征312例。选颈部华佗夹脊穴针刺，然后拔罐，待局部皮肤红紫将罐取下，再结合针刺配穴，每次选2~3个穴。次日交叉取2个颈夹脊穴，每穴注入维生素B_{12}和当归寄生液2ml。依上法每日1次，2个月为1个疗程。临床痊愈42例，显效235例，好转32例，无效3例，总有效率为99.1%。

5.微波针灸

胡爱梅等治疗颈椎病取主穴：外俞、颈5"华佗夹背"阿是穴、大椎、风池、大杼、巨骨、曲池、外关、合谷等。配穴：（1）神经根型：配肩井、肩髃、臂臑；（2）椎动脉型：配百会、头维、太阳、三阴交；（3）交感神经型：配太阳、心俞、肝、胆、太冲；（4）脊髓型：配太阳、阿是穴等。用28~30号无尾针刺入选定穴位或阿是穴，采用平补平泻手法。使局部产生酸胀及放射性的得气感。把微波针灸仪的"天线"套入毫针柄上，并用支架固定好"天线"的位置，接通微波，调节到有针感或热感。

6.浮针

符仲华等采用自我独创的浮针疗法，先标记阳性反应点（痛点或压痛点），在距离阳性反应点下方5cm左右处确定进针点，常规消毒，套管针快速平进针，针尖对准阳性反应点，透过皮肤后将套管针平贴皮下在疏松结缔组织中穿行，不行提插、捻转，深度为3cm左右。进针完毕，抽出不锈钢针芯，将软套管仍留置皮下，胶布固定露出皮外与软套管紧密连接的管柄。留置于体内的软套管柔软，不影响患者作息，留针期间患者可照常活动。留置1天后拔出软套管，间歇1天，再行浮针疗法，间歇期间辅以滚、四指推法在病灶局部推拿10分钟。

7. 小针刀

江成林等对97例颈椎病患者采用小针刀松解术治疗。①消炎镇痛液的配制：0.9%生理盐水15ml+2%利多卡因2ml+VitB$_{12}$ 100μg+复方倍他米松注射液2mg；②操作过程：患者取俯卧位，胸前垫一枕头，前额放置在一"U"型软圈上，充分暴露颈项部，术者先用手在颈部仔细按压，寻找进针点，寻找范围在颈椎的上项线以下，颈椎中线两侧旁开1.5cm以内。进针点在按压过程中有疼痛或有条索感或X线片提示有颈部钙化灶等处，并用红色笔在该处标记。常规消毒铺巾，选择20ml注射器抽吸消炎镇痛液，针头选择球后5号针头，在事先的标志处进针，每点注射液体约5ml，呈扇型。选择5号小针刀在标记点进刀，方向以纵型入针，逐渐切进皮肤、皮下组织、肌肉至颈椎的椎体或颈椎横突，切时有刀下"嚓嚓"声，切至刀下松驰，或有落空感，视病情行针刀3~6次后评估疗效，即为手术完毕，退刀时可横切一道再出刀。如有出血可用棉球压迫止血，再用止血贴外贴。嘱患者仰卧10分钟，如无其他不适，则可回病房。隔1周1次，2次为1个疗程。

分析现代医家的临床取穴和施治手法特点，可以看出颈椎病取穴常以颈项局部的腧穴为主，注重局部施针。然而古代医家的经验则反映出远道取穴亦有良好的施治效果。结合不同时期医家的临床诊疗特色，笔者认为颈椎病的施治：①首重辨经；②分析主症，局部取穴；③结合其他体征，远端取穴。

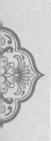

第五章

针灸治疗颈椎病的疗效特点和规律

第一节　颈椎病诊断明确

在临床诊疗过程中，明确诊断是首要条件。根据2018年中华外科编辑部出版的《颈椎病的分型、诊断及非手术治疗专家共识（2018）》所提及的颈椎病诊断原则，必须三维一体明确诊断，即首先具有颈椎病的临床表现，如颈项疼痛、旋转不利等；其次必须进行影像学检查，观察影像学检查的异常；最后，也是最关键的一个环节，临床检查体征和影像学检查必须一致。结合笔者临床经验，阐述一下临床诊断颈椎病的注意点。

1.听从患者主诉

倾听患者主诉，避免诱导式询问，颈椎病患者的主诉未必都是颈项问题的首发症状。如患者自述下肢软，走路如踩棉花感，就要考虑脊髓型颈椎病；如患者自述上肢某段区域麻木，就要怀疑神经根型颈椎病。

2.强化自身学识

医者在临床诊疗过程中，切忌盲人摸象，避免患者主诉时发头晕、目眩，就只想到颈源性眩晕的可能，要明确知晓其他诱发眩晕的因素，如糖尿病、高血压、耳源性眩晕、心脑血管源性眩晕，并且明确清楚每个疾病鉴别诊断的关键点。笔者接诊一患者，主诉颈项剧烈疼痛，左上肢无法抬举，VAS疼痛评分可至10分，因为颈椎病MRI检查需要等待，经过查体和X线检查，初步考虑颈型颈椎病急性发作，故而使用甘露醇和地塞米松脱水抗炎治疗，同时予颈肩部局部针刺。待到颈椎病MRI检查完毕，发现在左肩处软组织有一个隆起，血常规检查白细胞、中性粒细胞和C-反应蛋白增高，不能排除感染可能，同时因为笔者已经予以了针刺治疗，此时就很难说清楚感染的发病原因，后深入围绕左肩软组织隆起做检查，皮下穿刺后排除感染的可能性，怀疑淋巴瘤，转专科诊疗，笔者未深入跟踪随访。

3.注意临床查体

查体是一个必不可少的环节，如今电脑等一些生活习惯的改变，可以说颈项疼痛时有发生，10位患者可以有8、9位都存在明显的颈项压痛。除此以外，其他检查必须注意，如主诉手掌麻木，必须要和腕管综合征鉴别；主诉牵及上肢疼痛，必须和肩部疾病进行鉴别。此外，有些特征性的查体手段必须注意，如脊髓型颈椎病，下肢腱反射以亢进为主要表现，如下肢腱反射减弱，脊髓影像学出现脊髓压迫的征象，也说明病变未必很重。笔者曾接触一患者，门诊以颈椎病收住入院，查体后发现上肢病理反射阳性，下肢腱反射亢进，颈椎MRI检查显示存在颈椎间盘突出，但是自我分析影像学检查椎间盘对脊髓的压迫并不明显，深入询问是否存在喝水呛咳等，患者表示最近常发，立刻转神经内科治疗，后续诊断为脑瘤。

4.颈椎病变定位

临床查体过程中，亦是一个颈椎病病变定位的诊疗过程，病变节段常存在压痛点等，亦是针灸治疗的特定区域，可以称之为"阿是穴"。尤其需要注意的是，神经根型颈椎病病变节段的定位非常重要，通过分析上肢麻木、肌肉、肌力等推断主要的病变部位，同时结合颈椎MRI检查，做到临床体征和影像学检查相一致。笔者曾接诊一位22岁女性患者，颈椎MRI检查显示颈椎间盘轻度突出，略向右偏，但是患者主诉左侧疼痛，疼痛较为剧烈，牵及左上肢。经3~5天治疗后，症状无任何改善。笔者对自己的临床施治水准有信心，不可能经3~5天诊治没有一点改善，继而深入进行理化检查，行左肩MRI检查，高度怀疑肱骨头肿瘤，转上一级医院深入诊治。

5.影像学检查结果相辅相成

对于颈椎病影像学检查，笔者认为检查结果的意义是颈椎MRI>X线>CT。颈椎MRI检查可以客观反应颈椎间盘病变节段、突出大小、周围组织受压情况。颈椎X线检查也可以获取很多临床信息，在第三章已经系统论述。颈椎CT检查临床意义不大，因为颈椎CT不可分析全部颈椎节段，且行三维颈椎CT也只可以反应颈椎骨性结构状态，故而临床可不行颈椎CT检查。

6.理性审视检查结果

如今生活习惯的改变，绝大多数患者都存在一定的颈椎问题，椎间盘突出轻度病变很常见。但是有颈椎间盘突出，未必就是引起患者发病的主要病因，必须抽丝剥茧，详细检查，明确诊断。

7.注重临床疗效的观察

临床疗效一方面是患者自身身体感受，另外一方面要注重采用现代评估手段进行针对性的评定，同时加大随访力度，确定有效性、优效性和可持续性。根据笔者临床实践，颈椎病疼痛和活动受限问题最容易解决，无论针灸、服用止痛片、脱水消肿等均可以起到很快的效果，但是对于颈椎病引起的上肢麻木、眩晕等症状，诊疗需要时间，笔者临床常使用针药结合的方式起到满意的效果。

第二节　中医思维诊治

针灸脱胎于中医理论，所以在临床使用中必须注意中医思维的运用。通过笔者先前的分析，可以看出古今针灸理论的发展和衍化，同时强化今人对颈椎病诊疗的认识。

1.重视经脉理论

（1）经筋理论：目前临床颈型颈椎病的论治，学界认为主要是从经筋病角度考虑。局部"阿是穴"的选用，结合经筋理论的循经取穴，常可以取得良好的临床诊疗效果。通过前文的研究可以发现，十二经筋均和颈项存在紧密联系，《素灵微蕴·经脉解》："结于腕踝，聚于肘膝，会于肩髀，联属肌肉，维络颈项，裹缬头面。大筋为纲，小筋为维。"腕踝、肘膝、肩髀等处均分布治疗颈椎病的穴位，如腕踝的阳谷、养老；肘膝的天井、小海；肩髀的肩髃、肩髎等。

（2）根结理论：根结理论是不同于经脉理论的另一种体系，通过根、溜、注、入描述经脉气血的流注特点。《黄帝内经灵枢集注》："此论三阳之气，从井而入于脉中，上入于颈项之天柱、天容、人迎、天窗、天牖、扶突，而上出于头面，与血气之溜于荥，注于腧，行于经，入于合者之不同，故另提曰飞扬、光明、丰隆、支正，盖以分别阳气与荣血，出入于经脉外内之不同也。"分析腧穴的分布图，从中可以发现颈项部的天柱、天容、人迎、天窗、天牖、扶突均是气血流注的重要位置。

2.重视病因学说

（1）易受寒邪，宜取温通：《伤寒论·辨太阳病脉证并治中》："项背强几几，葛根汤主之。"风寒之邪侵犯机体，首犯太阳，"太阳为诸经之篱"，颈项为阳位，最易感受风寒，故而针灸施术常以艾灸、温针灸等配合，取温阳散寒之义，临床效果较好。

（2）肺之外部：肺为娇脏，忌寒、湿、燥、热等，外感风寒之邪，首犯肺脏，影响肺的宣发肃降，同时肺朝百脉，统摄全身气机，故而肺受外邪，进而导致气机失调。颈项活动障碍，亦属于气血凝滞的范畴。

（3）肝之输：《太素·阴阳杂说》又记载："东风生于春，病在肝，输在颈项……肝之病气，运致于颈项，颈项为春也。"肝主疏泄，和肺朝百脉相互协调，调理一身气机的上下出入。肝胆经腧穴常运用于颈椎病的治疗，如风池、申脉等。

3.重视辨证论治

（1）明确病证特点：目前颈椎病临床一般分成5个证型，即风寒湿浸证、气滞血瘀证、痰湿阻络证、肝肾不足证、气血亏虚证。临床局部取穴的基础上结合证型特点加减取穴，临床效果较好。

（2）分析主次兼症：虽然颈椎病是主要诊治对象，但是中医思维下，不可着眼于颈椎病本身，要研究患者主要临床特征。一般颈椎病临床取穴常用项背部腧穴为主，如风池、风府、天柱、颈百劳等。但是有些颈椎病致病因素可能是其他，如咽喉致病，此时必须以咽喉部取穴为主。同时研究古代文献可以发现，当主症不是颈项问题，如头痛、膝痛等，如果伴随颈项痛，古人对此也做出了比较好的腧穴研究，详细分析见下文。

第三节　古代取穴特征分析

前文的记述中明确了颈椎病相关的古代取穴和病症特点，通过以下列表进行深入分析。

1.阳经穴位为主

通过列表（表5-1）分析，发现手足三阳经的穴位主要用于诊治颈项疾病，且以颈项部腧穴为主，亦是局部取穴。其次，头面部腧穴主要分布在足太阳膀胱经和足少阳胆经。

2.颈项主症有穴性差异

笔者将颈项不同的证候表现区分为颈项转侧不利、俯仰不利等。在解剖功能上二者略有差异，颈项转侧主要依赖上颈椎的活动，颈项俯仰主要依赖下颈椎的活动。通过列表分析可以看出，古人对于颈项转侧不利记载较多，俯仰不利记载较少。颈项转侧不利涉及督脉、足太阳膀胱经、足少阳胆经取穴。

表 5-1　古代文献病症——腧穴表

经脉	部位	腧穴	病因		脏腑	经脉			主证								兼证											
			六淫致病（风邪）	内伤致病（劳伤）	肾脏病	督脉	阳跷脉	巨阳少阳经	颈项转侧不利	颈项俯仰不利	颈项肿	颈项疼痛	腰痛	臂痛	膝痛	手足不收	头晕目眩	癫狂	伤寒热病	鼻塞	咳逆	头痛	腹满	言语不利	口眼㖞斜	胁痛	牙痛	喉痹
督脉	颈项	大椎	●	●		●			●																			
		风府						●	●																			
		哑门					●		●			●												●				
	胸背	附分							●				●	●								●						
		魄户							●																			
		陶道							●																			
	头面	龈交							●			●																
		强间							●								●											
		通天							●			●																
		脑户										●							●									
		后顶										●					●	●		●	●	●						
任脉	头颈	承浆							●										●									
		天突																										
手阳明大肠经	上肢	臂臑										●		●					●									
手少阳三焦经	颈项	天牖										●																
		消泺	●																									●
	上肢	天井							●					●					●									
		天髎							●					●														

续表

经脉	部位	腧穴	病因:六淫致病(风邪)	病因:内伤致病(劳伤)	脏腑:肾脏病	经脉:督脉	经脉:阳跷脉	经脉:巨阴少阳经	主证:颈项转侧不利	主证:颈项俯仰不利	主证:颈项肿	主证:颈项疼痛	主证:腰痛	主证:臂痛	主证:膝痛	主证:手足不收	兼证:头晕目眩	兼证:癫狂	兼证:伤寒热病	兼证:鼻塞	兼证:咳逆	兼证:头腹痛满	兼证:言语不利	兼证:口眼㖞斜	兼证:胁痛	兼证:牙痛	兼证:喉痹
手太阳小肠经	颈项	肩外俞		●																							
手太阳小肠经	头面	天容									●												●					
手太阳小肠经	头面	角孙																										
手太阳小肠经	上肢	后溪				●			●										●								
手太阳小肠经	上肢	少泽							●										●		●						
手太阳小肠经	上肢	腕骨							●					●													
手太阳小肠经	上肢	前谷							●		●								●						●		
手太阳小肠经	上肢	阳谷							●		●																●
手太阳小肠经	上肢	支正									●																
手太阳小肠经	上肢	小海												●			●		●							●	
手少阴心经	上肢	少海							●										●		●						
足阳明胃经	颈项	气舍									●								●								
足阳明胃经	头面	人迎																									
足阳明胃经	头面	大迎									●																

续表

经脉	部位	腧穴	病因		脏腑	经脉			主证				兼证															
			六淫致病(风邪)	内伤致病(劳伤)	肾脏病	督脉	阳跷脉	足少阳经	颈项转侧不利	颈项俯仰不利	颈项疼痛	颈项肿	腰痛	臂痛	膝痛	手足不收	头晕目眩	癫狂	伤寒热病	鼻塞	咳逆	头痛	腹满	言语不利	口眼㖞斜	胁痛	牙痛	喉痹
足少阳胆经	颈项	肩井		●					●					●														
		风池							●												●							
	头面	完骨							●	●												●			●			●
		脑空		●						●												●						
		本神							●																			
		天冲							●																			
		角孙									●	●																
		浮白										●					●											
		本神									●						●											
		颔厌									●											●						
		曲鬓									●					●												
	下肢	绝骨		●					●		●															●	
		外丘									●	●							●									
		丘墟									●																	
		足窍阴									●																	
		侠溪									●								●									

续表

经脉	部位	腧穴	病因		脏腑	经脉				主证								兼证										
			六淫致病（风邪）	内伤致病（劳伤）	肾脏病	督脉	阳跷脉	少阳经	巨阳	颈项转侧不利	颈项俯仰不利	颈项肿	颈项疼痛	腰痛	臂痛	膝痛	手足不收	头晕目眩	癫狂	伤寒热病	鼻塞	咳逆	头腹痛满	言语不利	口眼㖞斜	胁痛	牙痛	喉痹
足太阳膀胱经	颈项	天柱								●			●															
	头面	曲差																		●								
		攒竹								●																		
		玉枕								●			●															
		通天																										
	胸背	大杼									●																	
		风门																		●								
	下肢	昆仑								●																		
		申脉					●																					
		通谷									●							●										
		京骨											●	●	●	●												
		飞扬			●								●	●									●					
足少阴肾经	下肢	涌泉			●																							

此外颈项疼痛发病时，古人较少采用颈项部的取穴，常以头面或者四肢取穴较多，和目前临床治疗落枕急性期的指导原则相类似，急性期选用四肢腧穴，恢复期选用颈项腧穴。

3. 注重兼症取穴

所谓兼症取穴，即此条文第一症非颈项病变，但是在全部条文中出现颈项病变。黄龙祥在其《针灸典籍考》中论述道，此种记载方式用于记载第一主症合并其他兼症，但未必所有兼症必须同时出现。目前临床其他型颈椎病患者会有头晕目眩的主症，在此类情况下，古人取穴主要以头面部腧穴为主。

更一步分析可见，目前研究颈椎病的发病机理，认为咽喉炎是导致颈椎病发生的重要因素，而古人早就观察到这一点，通过"喉痹"一栏的分析，可以印证此假说。

"手足不收"这一栏可能是脊髓型颈椎病的古代经验记载，可见古人可能观察到这种病症的出现和颈项存在联系，但是古人对此也没有较好的办法。

"言语不利"和"口眼㖞斜"可能是脑卒中引起的病症，此类病症和颈椎病没有紧密的联系，也可见古人对此认识有一定的偏颇。

第四节　现代临床实践的发现

1. 老穴组合新用

目前临床实践发现一些新的穴位可以治疗颈椎病，如列缺、阴谷等。这在古文中缺乏一定的记载。同时围绕一些老穴，今人采用组合的方式，形成一定的组合用穴，如四方穴、颈五针、咽六针、项七针，都是以颈项部腧穴为主。值得注意的是咽六针，笔者在临床实践中曾针对颈椎病患者使用人迎附近的腧穴，予长针深刺，临床患者反馈效果较为满意，也容易诱导出强烈的酸、麻、胀、沉感和上肢放电样感。

2. 新穴发现

目前新穴的发现主要围绕颈项部做文章，结合笔者的临床实践经验，颈椎病局部取穴还是应该注重"阿是穴"，结合影像学检查，注重病变节段的取穴。此外针对神经根型颈椎病，患者常表现为上肢酸、麻、痛等感觉，需要结合一定的循经取穴。

3. 新式针法

针法亦是取得针灸临床疗效的重要部分，结合笔者的临床经验，认为颈椎病颈项部取穴宜少宜精，操作手法应该以大面积的反复刺激为主，如前文记载的项丛芒刺法、扬刺法等。此外笔者临床曾关注到颈椎病患者颈项部有很多大小不同的结节，针对此类情况，常使用贺氏三通法的温通法，即以火针直刺进行干预。

4.艾灸

笔者认为目前颈椎病的发作呈低龄化态势，不仅是工作方式的改变，如低头族、电脑族等造成颈椎病高发，还有生活习惯的改变，久坐和熬夜办公等增加，造成人体气血亏虚。同时目前的空调等人工环境，让人容易感受风寒湿邪，所以取艾灸温通之意，临床效果较好。笔者对于此类患者不采用局部艾灸，而是建议患者接受督灸，通过调理督脉的功能，从根本上调理气血。

5.新式的操作方法

文中涉及的新式操作方法，目前在临床均有一定的运用。结合笔者的临床体会认为浮针、小针刀等值得一试，尤其是浮针在解决肢端麻木的情况上临床疗效较好，并且长时间埋针取得的疗效更佳。

第五节　小　结

1.颈项部取穴

笔者临床实践经验得出颅底的完骨、风池、风府、哑门等腧穴是治疗颈椎病中必须选用的穴位。结合影像学检查，分析病变节段，寻找相应的压痛点予以针刺。

2.远道取穴

远道取穴强调2点：①急性期强调远道取穴；②辨证施治或者随证加减需要配合一定的远道取穴。

3.针刺手法

在急性期，远道取穴手法宜轻；在慢性期，颈项部可施以强刺激，促进临床疗效。

4.以温促通

笔者认为目前生活工作节奏的加快，空调等人工环境的出现，再加上本身体虚，容易感受风寒湿邪。艾灸、温针灸等发挥温经通脉作用，故而临床应该作为常备治疗方法。

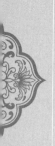

第六章
针灸治疗颈椎病机制探讨

　　针灸治疗颈椎病的作用机理，一直是困扰学术界的一个问题。早在上世纪末，胡金生老前辈就已经提出了"针灸如何治疗颈椎病"的疑问。他认为颈椎病是外伤、损伤、风寒等所致的颈部曲线改变，以及椎间盘、关节等组织的退行性变，刺激或压迫周围血管、神经、脊髓而出现的综合症候群。

　　中医认为，外伤、劳损及外感风寒湿邪，影响了气血的正常运行，气血不畅，产生疼痛、麻木，不能约束骨骼和稳定关节，以致产生"骨错缝、筋出槽"。当机体受风寒侵袭、疲劳、睡眠姿势不当或枕头高低不适等，使颈部过伸或过屈，颈部肌肉、韧带不协调或神经牵引压迫，即可发病。针灸治疗以通经活络为原则，取穴以病变局部为主，根据不同症状加减选穴。

　　钟晓莹等采用数据挖掘技术，纳入了116篇文献，分析发现所用腧穴以足三阳经及督脉为主，且督脉及足少阳胆经腧穴配伍较为常见。腧穴当中，风池运用累积频次最高；颈夹脊和风池、风池和百会、天柱和风池配伍最为常见；特定穴以八脉交会穴及原穴的频次最为高。Ezzat Rowshan zamir等研究针刺治疗神经根型颈椎病腧穴配伍，发现颈夹脊（79篇）、后溪（34篇）、风池（30篇）、肩井（25篇）、大椎（23篇）、外关（22篇）此6穴最为常用；常用穴主要集中在足少阳胆经（55篇）、手阳明大肠经（36篇）、手太阳小肠经（34篇）这3条经脉；主穴主要集中于颈项部及上肢（61篇、92篇），交会穴的应用最多（78篇），其次是八脉交会穴（56篇）。

第一节　针灸对颈部肌肉的调节作用

　　针刺可缓解局部机械压迫。颈椎病的病变涉及斜方肌与胸锁乳突肌后缘之间凹陷处，其解剖结构由表至里依次为：皮肤、浅筋膜、斜方肌以及胸锁乳突肌、头夹肌、头半棘肌、头后大直肌、寰枕后膜，针刺可松解斜方肌、枕下肌群等局部软组织的紧张，减轻颈椎体对椎间盘的压力，改善因椎间盘突出等退行性病变对椎动脉造成的压迫和扭曲状况，同时可解除附近血管痉挛，促进局部血液循环，从而改善脑供血。

　　杨永璇老先生治疗颈椎病擅长使用七星针叩打，围绕颈椎棘突$C_{5~7}$和大椎、风门（双）、肺俞（双）等穴位，诸穴交替，先用七星针叩打至微微出血，然后拔火罐6~10分钟，每穴吸出瘀血1~3ml。伴有神经根刺激征者，沿手阳明经及手太阴经循行路线选穴施针，若尺神经受压则针刺心经和小肠经的穴位，遵循"经络所过，主治所在"的治则。叶强等采用肌电图分析七星针叩打对颈项部肌肉的作用，发现三角肌、肱二头肌、肱三头肌、肱桡肌及大、小鱼际肌等部位自发肌电减少或消失。

　　杨会生等观察不同腧穴配伍对颈型颈椎病患者体表肌电即时效应的影响，进行3种不同腧穴配伍的比较。远部取穴组（A组：昆仑、后溪）、近部取穴组（B组：风池、天柱）、远近取穴组（C组：昆仑、后溪、风池、天柱）。采用自身前后对照，观察针刺前后体表肌电平均振幅值，测量肌电积分及肌电均方根均值，计算肌电振幅变化率，组内比较不同腧穴配伍针刺前后对体表肌电即时效应影响的差异，组间比较各组针刺后差异。发现针刺前后A、B、C组的肌电平均振幅值、肌电振幅变化率、测量肌电积分、肌电均方根差异有统计学意义。A、B、C组针刺后肌电平均振幅值、肌电振幅变化率、测量肌电积分、肌电均方根都有不同程度的改变。

第二节　针灸对颈部血管的调节

1.改善基底动脉血流

穆氏等以颈颅多普勒（TCD）检查为指标，观察了电针双耳颈区敏感点对

93例颈椎病患者的即时效应。结果显示，颈椎病患者67.7%有椎-基底动脉血流速度异常；耳电针治疗后对患者椎-基底动脉血流速度有良性调整作用；耳电针对大脑前动脉及大脑中动脉等其他颅内血管的血流速度也有双向调整作用。胡氏等研究认为：脉冲流可引起颈项部肌肉节律性收缩，从而消除颈项部肌肉痉挛，减轻对椎动脉的压迫，改善血液循环。另外，该脉冲为低频，可使治疗部位血管扩张，血液循环加速，并可降低感觉神经的兴奋性，从而达到止痛功效。郄氏等引用美国Sramek介绍的头部总血流量的测定方法，从针刺激发感传方法对主要以椎动脉供血不足的椎动脉型颈椎病5例进行实验观察，结果提示针刺激发感传后使血管痉挛得以缓解，降低了血管紧张度和阻塞程度使椎动脉血流量明显增加，起到了通经脉、调气血、活血化瘀的作用。

2.改善椎动脉血流

刘悦等观察颈椎病治疗前后椎动脉血流变化，发现部分颈椎病患者椎动脉痉挛或狭窄造成椎动脉血流速度增快，经TCD检查后发现，针灸后颈椎病症状明显消失，而且椎动脉流速显著下降。进一步研究表明，针灸对椎动脉血流动力学的改善具有持久效应。

椎动脉痉挛造成管腔狭窄，可以导致椎-基底动脉流速加快，针灸可能通过舒张血管，调节血流速度。另外，也可能因为血液黏稠度和管腔大小问题造成血流减缓，针灸干预后促进了血流的增加。

孙健等围绕不同穴位配伍对血流的影响，研究发现：①针刺配伍组穴位（风池、天柱配合C_{4-6}夹脊）对低流速型椎-基底动脉供血不足患者的椎-基底动脉的收缩期血流速度值改善情况以针后即刻为最佳，针后60分钟基本消失；②针刺配伍组穴位可针对椎-基底动脉不同病理状态（低流速型或高流速型）来调节其收缩期血流速度值，使之趋于正常；③对低流速型椎-基底动脉供血不足患者的椎-基底动脉的收缩期血流速度值的改善程度来说，既没发现经穴组和夹脊组之间的协同作用，也没发现两者之间的拮抗作用。

赵盈等运用温针灸、毫针刺、穴位注射3种治疗方法治疗椎动脉型颈椎病，且将此病的3个中医证型（痰浊中阻证、肝肾不足证、气血虚弱证）作为区组进行观察，筛选针灸治疗椎动脉型颈椎病的最佳方法，以及何种疗法对哪个证型最佳。研究发现给予温针灸、毫针刺、穴位注射3种治疗方法治疗后，椎动脉型颈椎病治疗前后症状、主要体征及影像学检查均得到相应改善，经统计学分析比较，以温针灸组临床疗效最好，且对痰浊中阻证疗效优于肝肾不足证和气血虚弱证。

第三节 针灸对颈部微环境机制的调节

1.抗炎作用

范迪慧等采用施氏温针灸治疗神经根型颈椎病，经过2周治疗后发现，施氏温针灸可以显著改善颈椎病患者疼痛症状，下调血清超敏C反应蛋白（hs-CRP）、白细胞介素-6（IL-6）、肿瘤坏死因子-α（TNF-α）、内皮素（ET）和丙二醛（MDA）水平的表达，进而说明温针灸可通过神经体液调节，激发生理应激系统，使机体疼痛阈值升高，缓解颈项部肌肉痉挛状态，提高内部稳定性。同时，降低炎症因子分泌，加快有害代谢产物清除速度，消除神经根及周围组织炎性水肿，加快患者康复。

刘公望等采用针刺干预颈椎间盘突出大鼠模型，研究发现针刺可以降低模型大鼠颈椎间盘内白细胞介素-1β、环氧合酶、诱导型一氧化氮合酶蛋白的表达，降低白细胞介素-1β mRNA、诱导型一氧化氮合酶蛋白mRNA的表达，进而说明针刺对颈椎病外周炎症病理网络链中炎性因子表达、根性痛、缺血缺氧、自由基损伤等关键环节均有干预作用，进而抑制颈椎间盘的退化。

2.延缓椎间盘退变

施征等发现电针、温和灸、穴位注射均能有效延缓颈椎间盘退变，以电针、温和灸作用较显著。电针能延缓颈椎间盘退变，可能与其有效调节椎间盘胰岛素生长因子-1 mRNA的表达有关，而温和灸、穴位注射取效与调节椎间盘胰岛素生长因子-1 mRNA的表达关系不大。

目前对颈椎病发病机理尚不明确，针灸干预颈椎病的机理有待进一步阐明。

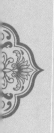

第七章
颈椎病的日常防护

随着生活习惯、天气气候（人工）及工作方式的改变，如今颈椎病发病呈现低龄化趋势，日常防护至关重要。中医认为颈椎病的发病主要是风寒湿侵袭，外伤劳损，年老体衰，肝肾亏虚等多种因素共同致病的结果。

第一节　颈椎病防护：吃

1.一般饮食

"民以食为天"，日常饮食与生命息息相关。食疗是中医养生的重要环节。一般来说颈型颈椎病和神经根型颈椎病以肢体痹病为主症，多因感受风、寒、湿等外邪，痹阻经络气血致病，所以应该忌食生冷性凉、黏糯滋腻。此类患者宜食用薏米、黄鳝、樱桃、木瓜、生姜、桂皮、葱、蜂王浆、大豆卷等。偏寒者，可以配合胡椒、辣椒、紫苏、狗肉、羊肉等辛温性食物；偏热者，宜食用丝瓜、冬瓜、瓠子、苦瓜、绿豆、赤豆、豆腐等寒凉性食物。

脊髓型颈椎病患者常表现为肢体瘫痪、痿废不用。病性属实者可以饮食清淡，以活血化瘀、通经活络为主要功效的食物和药材，如黑木耳、桃仁、丹参、当归等，忌食过于油腻厚味的食物。此病日久必虚，饮食应以补养为主，一般食用骨头汤、蛋、羊肾、栗子、核桃仁等为基本食疗方。气虚者可加用粳米、山药、牛肉、鸡肉、鲢鱼、鳜鱼等；血虚者加用牛肉、鸡蛋、阿胶、墨鱼、章鱼、大枣、龙眼肉等；阴虚者加用鸭肉、甲鱼、干贝、海参、蚌肉、墨鱼、枸杞子、燕窝等；阳虚者加用雀肉、海马、肉桂、荔枝、茴香、肉苁蓉等。

其他型颈椎病患者依据各自临床主要表现，选择相应的食谱。如以眩晕为主的，主要以补益心脾、养血补气、滋养肝肾、填精益髓的食物。眩晕以虚证为主，可食用黑芝麻、桑椹、胡桃、淡菜、猪脑、松子仁、枸杞子、何首乌、人参；以实证为主，可食用天麻、旱芹、海蜇、菊花、藿香等；以失眠多梦、心慌心悸、眼花耳鸣、头昏疲乏等症状者，宜养心安神、调补心脾。一般食用小麦、糯米、西谷米、鹌鹑蛋、猪心、牡蛎、龙眼肉。

2. 食疗药膳方

（1）粥

1）防风粥：防风10g，小米适量，加水煮粥服食，适用于风邪偏盛之项背酸痛游走不定者。

2）薏米粥：薏米3份，白米1份，加水煮粥服食，适用于湿邪偏胜之项痹沉重、酸胀疼痛及痰湿眩晕者。

3）桂心粥：白米60g，粥半熟加入桂心沫，调匀后将粥煮熟服食，适用于寒邪偏盛，肢冷痛甚者。

（2）酒

1）五加皮酒：五加皮、当归、牛膝各等份，红曲、米适量，先将五加皮洗刮去骨，和当归、牛膝煎汁，再加曲、米酿酒，每日口服数毫升，适用于风寒袭络之项痹游走疼痛者。

2）三七雪莲酒：三七、雪莲花各30g，加入白酒1升，浸泡10天即成，每日口服数毫升，适用于寒瘀阻络之冷痛凝固者。

3）蛇酒、虫酒：市售，每日口服数毫升，适用于久痹疼痛较剧者。

3. 保持体重

体重越重脊柱承受力就越大，从而使它们更容易受损。额外的压力不仅会增加总体磨损，还会使腰背更容易出现其他问题，例如韧带劳损和椎间盘压缩性骨折。

第二节　颈椎病防护：穿

1. 春夏防护

颈椎病防护最主要的就是养阳，所以基本穿着以舒适保暖为宜，特别注意颈项部位的防护。夏季天热，人在室外时，腠理打开，大量排汗，此时卫气不足，突然进入温度较低的室内，容易导致风寒湿邪入侵经脉，导致颈椎病的发生。故而夏季室内温度应该调高，同时人由室外进入室内时，宜擦干汗液，必要时使用毛巾等防护颈椎。

久居室内环境工作的人，有些人因为工位的设置，导致后背正对空调，空调风直接吹向人体后背和颈项，此类人群容易诱发颈椎病，宜调整空调风向，避免直接接触。

2.秋冬防护

秋冬天气转冷，寒主收引，容易造成经脉气血的凝滞，故而户外活动宜注意保暖，必要时颈项部位可戴围巾，避免寒邪直入经脉，亦可考虑使用暖宝宝、艾灸等产热，取温经散寒之意。

第三节 颈椎病防护：其他

1.良好的睡姿和睡枕

睡眠时宜选用合适的颈椎枕，取仰卧或者侧卧位，要注意左右交替，时刻变换卧姿。人一生有一半左右的时间在睡眠，良好的睡眠可以帮助机体恢复应有的功能。选择一款合适的枕头很重要，无论是过高或者过低都会引起不适。枕头过高，晨起常自觉颈部酸痛、头痛、头晕、耳鸣和失眠；枕头过低，早晨起来脸部浮肿，或者出现打鼾的症状。

2.合理的坐姿

随着社会的发展，伏案久坐工作的人员越来越多，此类人群成为了颈椎病发病的主要人群。长期工作体位和姿势的关系，使颈部肌肉处于一种长期非协调受力状态，项部的韧带、肌肉长时间处于牵拉、劳损状态。正确的坐姿要求自然端坐、保持颈部、胸部挺直，头部稍微前倾，眼和桌面保持30cm左右的距离。工作时间超过1小时，应稍休息几分钟，活动和按摩颈椎。桌椅高度要适中，过高或者过低会使人头部过度后仰和双肩上抬或者下沉、眼睛和桌面的距离缩短，易造成颈肩部肌肉劳损及视力疲劳。

3.正确的开车姿势

车内座椅要有助于维持直立姿势和带腰部支撑的，可以将椅背调整成近于垂直，长时间开车后一定要放松身体。如果感觉坐在车里浑身紧绷，应均匀地深呼吸，使张力慢慢地消失，尝试每次呼气时有意识地放松肩部肌肉。

4. 科学使用电子设备

长时间把手机放在低处低着头看，很容易形成乌龟脖。不应把手机放在低处，应放在正前方使用。长时间通话时，不要把手机放在一侧耳朵，会使脊柱向同一侧弯曲，可以使用蓝牙耳机接听电话。

5. 严防颈项意外伤

头颈部碰击及挥鞭伤均易发生颈椎及其周围软组织损伤，直接或间接引起颈椎病。乘坐公共交通，遇到急刹车，因为惯性身体前倾，容易发生颈部"挥鞭样"损伤。另外，拧耳朵、甩巴掌都可以造成颈肌及其周围软组织损伤。

6. 定时远视

每当低头伏案近距离看物时间太长时，应抬头远视30秒左右以缓解眼睛疲劳、调节颈椎及颈项伸、屈肌群间的张力平衡，对颈椎具有重要保健作用。

7. 注意性生活

症状不重的普通颈椎病患者，性生活无特别禁忌。但是对于眩晕等为主要症状的患者，性生活频率和强度需要控制。久病体虚的患者，不能纵欲，亦不可以禁欲。

8. 女性日常保健

（1）长期单肩挎包，容易导致斜方肌、肩胛提肌及颈后方肌群的过度牵拉，严重者可诱发颈椎症状。建议女性日常最好使用双肩包，以增加肩部的受力面积，也可以选择两肩交替挎包。

（2）长期穿高跟鞋，不仅容易使女性的足部、腿部健康受到损害，还会累及颈椎、腰椎。穿着高跟鞋时会导致重心前移，不仅会对脊柱关节、韧带和支持肌肉施加压力，还会影响脊柱神经，导致腰部和腿后方疼痛，即坐骨神经痛。所以建议将高跟鞋留给特殊场合偶尔穿着，鞋跟不超过5cm。

（3）选择内衣要合适，过小过紧均会压迫颈部肌肉、血管、神经，累及颈椎。减少穿吊带装，注意颈椎夏季防寒，冬季保暖。

第八章
颈椎病的防护锻炼

第一节　固本强脊操

中医认为颈椎病是一个涉及督脉的病变，日常锻炼需要围绕脊柱展开，笔者所处单位研发了一套自我锻炼保健操，名为"固本强脊操"。

固本强脊操要求动作缓慢均匀、柔和协调、轻松自然、连续做完。此操可以强身健体，滋养脊柱，在锻炼时不受任何场地限制、简单易学、适合男女老少。

1.预备式

左脚开步，与肩同宽，屈膝下蹲，掌抱腹前，呼吸自然（图8-1）。

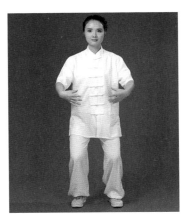

图8-1　预备式

2.一式两手托天

（1）双脚分开，与肩同宽。两臂在身前上升至胸高时，随起翻转掌心再朝上，十指交叉，翻转掌心极力向上托，使两臂充分伸展，不可紧张，恰似伸懒腰状。同时缓缓抬头上观，要有擎天柱地的神态，此时缓缓吸气。

（2）两手分开，在身两侧俯掌下按，足跟随之下落，气随手按而缓缓下沉于丹田。随落随翻转掌心再朝上，微低头，眼随手运。同时配以缓缓呼气，如此托按4次（图8-2）。

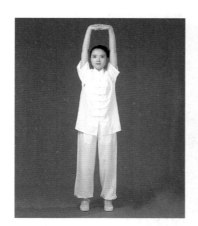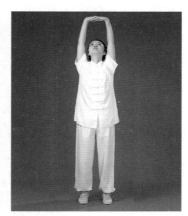

图8-2　一式两手托天

3.二式转颈后瞧

（1）双脚分开，与肩同宽。两腿微屈挺膝，双臂与两侧伸直，掌心外旋向上，转头不转体，眼睛看左斜后方，动作稍停，同时配合吸气。回正。

（2）同法做右侧，该势一左一右计1次，共做4次（图8-3）。

4.三式侧俯攀足

（1）双脚分开，与肩同宽。双手侧平举，俯身左手触及右侧脚尖，右侧手尽量打开。

（2）缓缓起身，双手侧平举，俯身右手尽量划过身体中线触及左侧脚尖，左侧手尽量打开。此动作活动并伸展侧链肌群，如此左右交替4次（图8-4）。

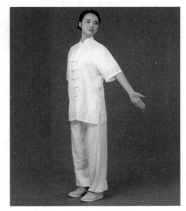

图8-3　二式转颈后瞧

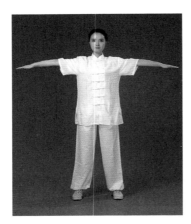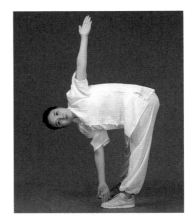

图8-4　三式侧俯攀足

5.四式绕肩旋转

（1）双脚分开，与肩同宽，双手侧举绕肩，以肩为圆心，向前旋转4圈。

（2）同法向后旋转4圈。如此前后交替4次（图8-5）。

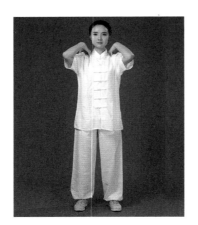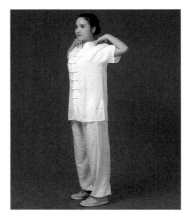

图8-5　四式绕肩旋转

6.六式双脚踮足

双手叉腰，缓慢踮起脚尖，保持均匀呼吸，慢慢放下脚跟，自然落下。共做4次（图8-6）。

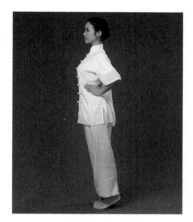

图8-6　六式双脚踮足

7.七式平衡下蹲

（1）双脚分开，与肩同宽。

（2）双手叠放平置于胸前，挺胸收腹直视前方。

（3）慢慢下蹲，臀部尽量向后坐，膝盖略弯曲，当感觉身体不稳时，慢慢站起打开双臂。重复4次（图8-7）。

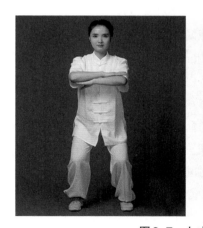 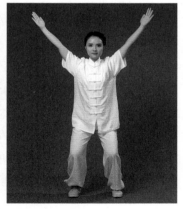

图8-7　七式平衡下蹲

8.收式

两掌合于腹前，均匀呼吸，气沉丹田（图8-8）。

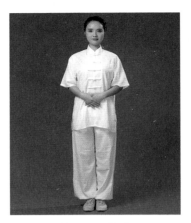

图8-8 收式

第二节 颈项锻炼操

　　颈椎是脊柱椎骨中体积最小，但灵活性最大、活动频率最高、负重最大，也是最容易受到损害的部位。颈椎病患者不单单做颈椎相关锻炼，更需要做全脊柱的锻炼，矫正扭曲的骨盆和脊柱，才是对颈椎问题更有效的预防和治疗手段。本节是有针对性的锻炼，每项锻炼简单易行，缓慢且小心地进行每一项练习，认真感受颈椎的伸展，可以强化颈椎并维持颈部的柔韧性与灵活性。

　　1.颈椎病急性期

　　急性颈椎病突发时要保持镇定，48小时内可以用毛巾包裹小冰块，冰敷疼痛肿胀的地方，能起到缓解作用。2~3天可以使用热敷，颈椎做好保暖，卧床休息使颈部肌肉放松，减轻肌肉痉挛和头部重量对椎间盘的压力，在组织受压水肿消退方面具有重要作用。但卧床时间不宜过长，以免发生肌肉萎缩、组织黏连，阻碍颈椎病的康复。所以在颈椎病的间歇期和慢性期，应适当参加工作。非外力损失时，10天后可适当活动（适当揉捏、耸肩、左右转头）。

　　2.日常呼吸锻炼

　　呼吸和颈椎病发生联系紧密，正常的呼吸是要依赖腹横肌和膈肌，增加腹内压，让空气进入胸腔的过程，下胸廓要有运动，而且要向各个方向扩展，才可以是一个正常的呼吸，这样的呼吸不会过多动用斜角肌，从而保持了颈椎的稳定，减轻了颈椎的负担。坚持每日进行30分钟深呼吸，10秒为1个呼吸周期，

1分钟呼吸6次，可以起到很好的锻炼效果。

3.颈项各肌群锻炼方式

（1）颈屈肌伸展运动

受益肌群——胸锁乳突肌、斜方肌、项韧带、棘上韧带。

1）挺直脊椎站立，两腿分开与肩齐宽。两手上举，十指交叉，置于头后。

2）两臂收拢，轻轻地往下按压头部，直到颈部完全舒展，维持10秒，重复做3次（图8-9）。

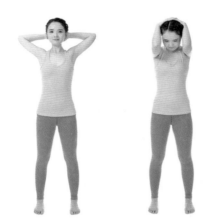

图8-9 颈屈肌伸展运动

（2）颈屈肌等长运动

受益肌群——胸锁乳突肌、颈长肌、头长肌、夹肌、斜方肌。

1）挺直脊椎站立，两腿分开与肩齐宽。

2）掌心靠在额头，轻轻地将额头推向掌心，保持姿势不动，维持10秒，重复做3次（图8-10）。

（3）颈部侧伸展运动

受益肌群——斜角肌、胸锁乳突肌、斜方肌、头侧直肌、横韧带、棘间韧带。

1）挺直脊椎站立，两腿分开与肩齐宽。

2）倾斜头部，使右耳向右肩移动，直到感觉左侧颈部有明显拉伸。维持10秒，重复做3次（图8-11）。

（4）颈部侧向等长收缩运动

受益肌群——斜角肌、胸锁乳突肌、斜方肌、头侧直肌。

1）挺直脊椎站立，两腿分开与肩齐宽。将右手手掌放在头顶部。

2）手肘弯曲，左手放在腰背部。

3）朝举起的手肘方向倾斜头部，直到颈部的侧边有伸展的感觉，在右耳向右肩倾斜时，右侧的手轻轻推头部，保持姿势不动，维持10秒，重复做3次（图8-12）。

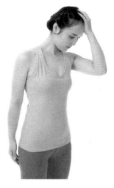 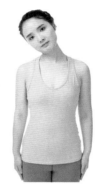 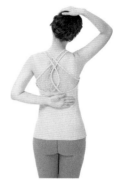

图8-10　颈屈肌等长运动　　图8-11　颈部侧伸展运动　　图8-12　颈部侧向等长收缩运动

（5）颈伸肌伸展运动

受益肌群——斜角肌、胸锁乳突肌、颈长肌、头长肌。

1）挺直脊椎站立，两腿分开与肩齐宽，双手合十，大拇指抵在下颌。

2）用两手的大拇指向上抬下颌，同时脖子向后仰，视线最大限度地向后上方看，维持10秒，重复做3次（图8-13）。

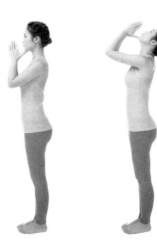

图8-13　颈伸肌伸展运动

（6）颈伸肌等长伸展运动

受益肌群——夹肌、半棘肌、斜方肌。

1）挺直脊椎站立，两腿分开与肩齐宽，保持下颚高度，向前直视。

2）两手交叉扣置脑后。

3）头的后侧推压手掌，维持10秒，重复做3次（图8-14）。

（7）耸肩运动

受益肌群——斜方肌、肩胛提肌、肩胛骨、竖脊肌。

1）挺直脊椎站立，两腿分开与肩齐宽，手臂放于身体两侧，手肘微弯，手心朝上握拳。

2）肩膀向下并向前拉，然后尽可能的抬高，重复整个步骤（图8-15）。

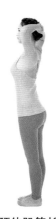
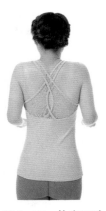

图8-14　颈伸肌等长伸展运动　　　　图8-15　耸肩运动

（8）学习乌龟伸缩头部

受益肌群——斜方肌、肩胛提肌、夹肌、竖脊肌。

1）挺直脊椎站立，两腿分开与肩齐宽，保持下颚高度，直视前方。

2）像乌龟缩起脖子般把下颌向内缩，直到感觉颈部后面肌肉拉直，维持10秒。

3）回到正位，向前伸长颈部，维持15秒。

4）回到起始姿势并重复做5次（图8-16）。

（9）肩部伸展运动

受益肌群——肱三头肌、冈下肌、大圆肌、小圆肌、背阔肌。

1）挺直脊椎站立，两腿分开与肩齐宽，抬高右手臂，在脑后面弯曲。

2）保持肩膀放松，用左手抓住抬高的手肘，并轻轻向后拉。

3）继续将手肘向后拉，直到手臂下方感觉到伸展，保持15秒。每侧重复做3次（图8-17）。

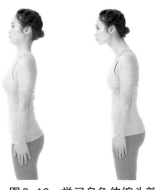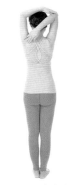

图8-16　学习乌龟伸缩头部　　　　　　　图8-17　肩部伸展运动

（10）侧弯运动

受益肌群——上背肌、腹斜肌。

1）挺直脊椎站立，两腿分开与肩齐宽，双臂高举过头，双手交握，掌心向前。

2）腰部侧弯，上身向右向下缓慢地倾斜。

3）保持动作流畅，上身向左倾。重复整个步骤5次（图8-18）。

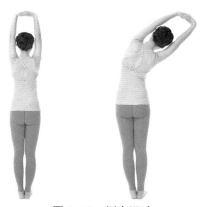

图8-18　侧弯运动

4.颈项锻炼简操

颈项锻炼简操为一套简单易学的护颈操，可以全面锻炼颈肩部的肌肉。每天清晨起床时练习，可以促进血液循环，使颈部肌肉更为强壮，关节更加灵活。

1）第一节：下压法。取仰卧位，后头部用力下压枕头，然后取俯卧位，用额头用力下顶枕头，每个动作要均匀呼吸，尽量保持15秒左右（图8-19）。

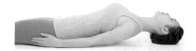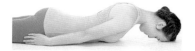

图8-19　下压法

2）第二节：拉伸法。取俯卧位，将头抬起，尽力后仰，然后分别以左侧卧位、右侧卧位和仰卧位的姿势重复这一动作，每个动作颈部要尽力拉伸，坚持15秒左右（图8-20）。

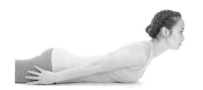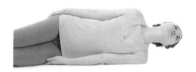

图8-20　拉伸法

3）第三节：屈仰法。取坐位，头部向前屈，并努力使下颌靠近胸部，然后再将头缓慢大幅度后仰，重复2~6次（图8-21）。

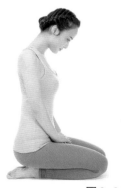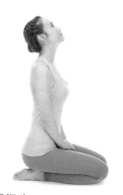

图8-21　屈仰法

4）第四节：画圈法。取坐位，将头由前至后做顺时针和逆时针连续画圈动作，速度不宜太快，重复4~6次（图8-22）。

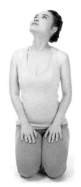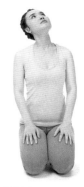

图8-22　画圈法

5）第五节：旋转法。取坐位，从右至左，再从左至右，缓慢转动头部2~6次（图8-23）。

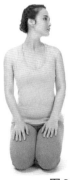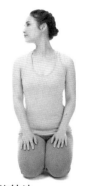

图8-23　旋转法

6）第六节：摸耳法。取坐位，将右手侧向上举，越过头顶摸左耳，再用左手以同样姿势去摸右耳，重复4~6次（图8-24）。

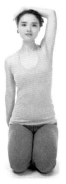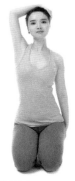

图8-24　摸耳法

7）第七节：耸肩法。取坐位，双肩同时做上下耸动，重复4~6次（图8-25）。

8）第八节：仿自由游泳式。取站立位，手臂伸直，以肩关节为轴，大臂向前环绕6次，然后再向后环绕6次（图8-26）。

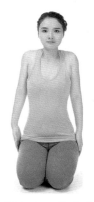 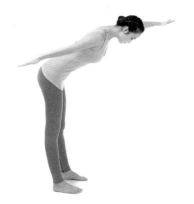

图8-25　耸肩法　　　　　图8-26　仿自由游泳式

第三节　脊柱锻炼操

脊柱是我们身体的支柱，健康的脊柱有一个正常的生理曲度，使我们能自如站立、行走，做各种日常活动。如果平时不注意姿势，比如长时间低头玩手机、跷二郎腿、久坐不动等，都会使脊柱的曲度发生变形，相应的神经、血管也会随之发生移位。情况严重时，还可能会压迫到神经和血管，引起脏器功能失调，带来各种各样的健康问题，比如头痛、胸闷、心慌、驼背等。

1.脊柱侧弯问题测试

1）站立时，发现领口不平，一侧肩膀比另一侧高。

2）一侧后背隆起，腰部一侧有褶皱，另一侧鼓起来。

3）一侧髋部比另一侧高。

4）女性双乳发育不对称，左侧的乳房往往较大。

5）趴在床上，头放正，手对称地放在身体两侧，两腿并拢，从脚跟处看双腿一长一短。

6）立正后，向前弯腰，后背肩胛骨不对称。

7）用手触摸脊柱的棘突，不在一条直线上。

8）仰卧平躺放松时，可看出两脚掌外翻的角度（60°为标准）不一致。

9）对着镜子，发现自己的腰部以下两边有不对称的情况，比如腿关节突出，两边臀部一大一小。

10）仰卧平躺在床上，看到左右脚踝倾斜的角度不一致。

以上如果出现3项，说明脊柱可能出现了轻微变形。建议通过适当的运动方式，改正不良姿势，改善脊柱的亚健康状态，抑制脊椎侧弯的趋势；以上如果出现5项，必须引起注意，建议尽快去专业骨科医院进一步检查，观察脊柱情况，如果侧弯比较严重，请配合医生，尽快做脊柱矫正和护理。

比较常见的脊柱问题是脊柱弯曲，共有3种脊柱弯曲：脊柱后凸，背部脊柱朝前倾斜；脊柱侧凸，脊柱朝左侧或右侧弯曲；脊椎前凸，胸部脊柱向外弯曲。这些问题既有可能是先天的，也有可能是后天形成的。下面我们分别对这3种脊柱弯曲进行相应的锻炼。

2.脊柱后凸

对于患有脊柱驼背后凸症的儿童和青少年，通常可以安装矫正装置。如果这一方法解决不了问题，就可能需要手术治疗，融合椎骨，减少弯曲。对于年轻人中的其他脊椎后凸，推荐进行锻炼项目。在成年人中，将治疗脊柱后凸的基础病因。良好的姿势至关重要，也可以通过锻炼得到改善。

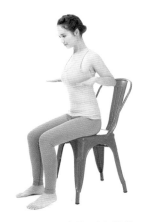

图8-27 脊柱后凸锻炼

脊柱后凸锻炼：坐在一张凳子或靠背较低的椅子上，以免椅背限制手臂活动。下颌朝胸部内收。一边挺胸，一边收拢肩胛，使手肘向后移动，保持5秒，重复10次。（图8-27）

3.脊柱侧凸

功能性脊柱侧凸的治疗方法是解决引起肌肉不平衡的问题，通常采用理疗法，对于患有特发性脊柱侧凸的年轻人可能会安装矫正装置，以阻止生长过程中弯曲加剧。在患有特发性脊柱侧凸的成年人中，矫正装置并没有真正的用处。在患有特发性脊柱侧凸的幼年人中，多数情况下脊柱侧凸会自行矫正。

1）平躺，使膝盖弯曲呈直角，将双脚平放在地板上。右手按在左胸上，左侧按在左胯上。

2）吸气，然后一边呼气，一边收紧腹肌，使右侧稍微抬，让两只手靠近，重复5次，换到另一边，使左侧朝右抬起5次。

3）膝盖交叉运动。

4）两腿一上一下交叉，慢慢将膝盖从一侧摆动至另一侧，直到不能再动为止，期间尽量保持身体与垫子接触，然后尝试向另一侧摆动至最大距离，重复10次。

5）交换两条腿的位置重复练习（图8-28）。

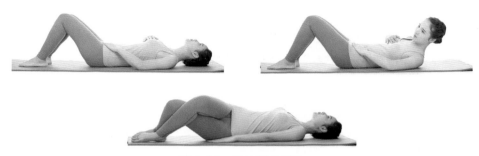

图8-28 脊柱侧凸锻炼

4.脊柱前凸

轻度脊柱前凸通常并不需要特殊治疗，可以通过锻炼来纠正。

1）选择一个适当的位置，有空余的墙面，地板表面不光滑。靠墙站立，两腿分开，与肩同宽，使头部、背部和骶骨都靠在墙上。

2）脚向前跨出一步，膝盖略微弯曲。

3）一边呼吸，尽量身体下沉，最低的位置是膝盖呈直角，同时腰部顶住墙壁。保持10秒，吸气，一边沿墙壁向上推，一边继续用腰部最细的部位顶住墙壁，重复10次（图8-29）。

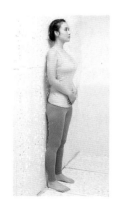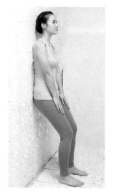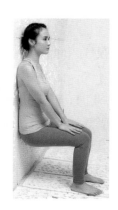

图8-29 脊柱前凸锻炼

5.脊柱锻炼操

（1）万能爬行

轻微的脊椎侧弯可以通过万能爬行来锻炼脊柱的力量，帮助恢复脊柱的正常形态，告别乏力、虚弱、疲劳等亚健康状态。

1）双手、双脚着地，两脚绷直，骨盆抬起，双手、双脚摆在一条直线上，头部保持中立位。

2）吸气，保持原位，呼气，两脚依次向前走，腹部收紧。往前爬向时，双手双脚尽量保持在同一条直线上。每次爬行1~3分钟（图8-30）。

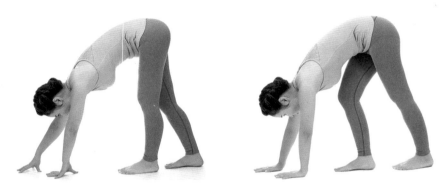

图8-30　万能爬行

（2）猫式伸展

猫式伸展可以增加脊柱的弹性和髋部的灵活性，放松双肩和颈部的肌肉，帮助消除背部疲劳和疼痛，反向柔韧脊柱，纠正含胸驼背。

1）跪立，双手分开与肩同宽，手臂与大腿垂直于地面，成四角板凳状跪立在垫子上。

2）吸气，仰面、塌腰、提臀，眼睛向上看，肩膀放松，手臂不要弯曲。

3）呼气，低下头，微微的含腰，同时拱起脊柱。眼睛看向紧缩的腹部，脊柱向上拱起时，直至感到背部有伸展的感觉。

4）吸气，仰面，眼睛看向正前方，将身段还原成初始姿势。重复以上动作6~10次。

5）加强猫式伸展，在四角式上，手臂向前伸，随呼气，保持手臂伸直，双肩下压，保持大腿与地面垂直，先用额头触地面，再逐步用下颌、胸腔碰触地面（图8-31）。

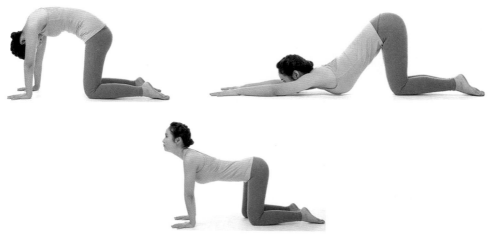

图8-31　猫式伸展

（3）三角伸展

三角伸展式可以伸展下背部的肌肉，对脊柱弯曲者有利。

1）站立，双脚分开与髋同宽，双手在体侧自然下垂。

2）右脚向右跨一步，约50cm，脚尖向外打开，双臂侧平举。

3）吸气，转头看向右手指尖，向右推髋，向左伸展，保持双臂平行于地面（图8-32）。

4）呼气，反转掌心向前，同时向左侧弯腰，左手伸向地面，双膝不要弯曲，右手顺势向上伸展，保持双臂在一条直线上。

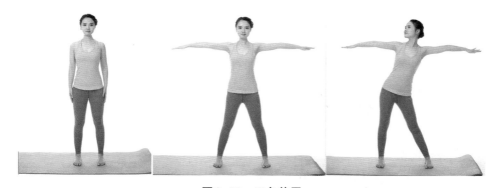

图8-32　三角伸展

5）左手轻放在左小腿处，右上臂贴右耳向左侧伸展，眼睛看向右斜上方。

6）向上伸展右臂，身体慢慢回升，收髋，头回正中，直立站好，双手与地面平行（图8-33）。

7）自然垂下双手，回到初始体位，放松。

8）交换体位练习。

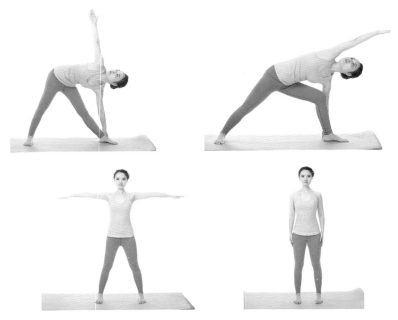

图8-33 三角伸展

第四节 骨盆锻炼操

骨盆对脊柱健康起着举足轻重的作用，如果把人的26块脊椎骨比作26层大厦，那么骨盆就是这个大厦的地基，它的稳定与否决定着脊柱的健康。只有骨盆端正，脊柱才能"站稳脚跟"，身体才能平衡。

常见的骨盆位置异常的类型有4种：骨盆前倾、骨盆后倾、骨盆上下倾斜和骨盆旋转。笔者认为通过锻炼的方式可改善骨盆常见问题。

1. 骨盆前倾

站立的时候，身体有些前倾，会出现腰痛，并习惯性地捶腰。走路的时候，容易绊倒，左右鞋底的磨损程度不同等，这些问题都表明骨盆前倾的可能性很大。造成骨盆前倾的原因，一般可认为是髂腰肌僵硬，持续处于收缩状态，或是腰部持续紧绷收缩。因此，务必进行髂腰肌、腰部的放松与伸展。通过强化髂腰肌，矫正倾斜的骨盆，帮助改善以上症状。

（1）身体平躺于地面，双臂放于身体两侧，掌心朝上，保持骨盆与脊柱中立。

（2）双脚脚背回勾，双腿中间夹块瑜伽砖，吸气、呼气时，上抬双腿，使双腿与地面呈60°角。

（3）继续上抬双腿，使双腿与地面呈90°角，坚持10~20秒，重复以上步骤5~7次（图8-34）。

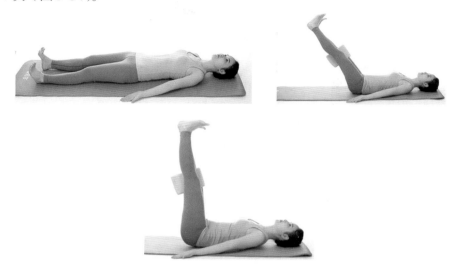

图8-34　骨盆前倾

2.骨盆后倾

骨盆后倾会使人在站立时，有点驼背圆肩，脖子前伸，久之还会使内脏下垂，小腹凸起，经常出现腰酸背痛等问题。骨盆之所以会向后倾斜，多半是因为腘绳肌僵硬拉扯造成的。所以，必须放松、伸展腘绳肌。另外，腰背部肌肉（竖脊肌的下部）、髂腰肌与腹肌弱化，也会导致骨盆向后倾斜。运动时要多方面顾及，各自进行强化运动。通过练习穿针式运动，可以帮助锻炼骨盆的协调性，增强骨盆的活力，改善骨盆后倾的状态。

（1）仰卧，双腿打开与髋同宽，屈膝，双臂自然放于身体两侧，下颌回收。

（2）抬右腿，右脚踝放于左膝上方。

（3）右手穿过中间孔隙同左手一起抱紧左小腿前方，保持上半身及骨盆贴地，配合呼吸，呼气时左大腿尽量靠近腹部，拉伸到右边臀部，直至出现酸胀感，重复以上步骤5~7遍，对侧训练重复以上步骤（图8-35）。

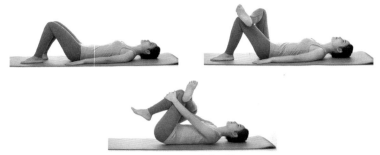

图8-35　骨盆后倾

3.骨盆上下倾斜

骨盆移位的患者在站立时，身体会略向健康一侧倾斜，患侧的髋、膝关节微屈而脚跟不着地。行走时，身体偏向健康的一侧，久之会出现间歇性跛行，行走速度变缓，步幅变小。此时，可以通过锻炼腹内、外斜肌来改善这种情况。

（1）仰卧，屈膝，双腿间夹块瑜伽砖，双臂放于身体两侧，掌心朝上。

（2）上抬双腿，使小腿与地面平行。

（3）胸部上抬，使头部离开地面，同时上抬双臂，使双臂在身体两侧平行。

（4）吸气、呼气时，胸椎往左侧倾斜。同时，双臂往身体左侧移动。

（5）胸椎往右侧倾斜。同时，双臂往右侧移动，左右侧重复此动作20次。重复以上步骤5~7遍（图8-36）。

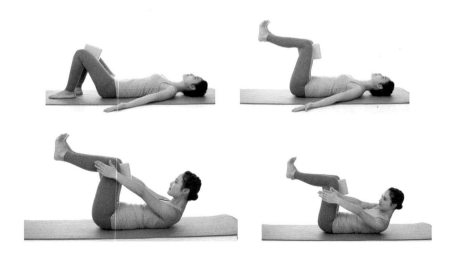

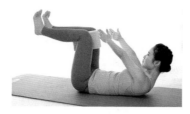

图8-36　骨盆上下倾斜

4.骨盆旋转

偏转体型就是这一类型骨盆问题的代表。就外观上来说，这种类型的人面部、肚脐会向同一个方向偏转。一般认为，腹外斜肌、腰部肌肉的左右伸缩性有所差异，都有可能造成这种体型。骨盆为了完成日常生活的各种动作（如步行等），时常产生回旋，而这时脊柱就会产生一股与骨盆方向相反的力量。当骨盆回旋时，运动目的主要是腰大肌的收缩，还有其他脊柱周围肌肉也会一起帮助动作完成。另外，脊柱产生回旋时，位于脊柱深层的多处细小肌肉功能紊乱。所以，训练时要认真地运动这些肌肉。

简单的平板式能够无形中增加你的肌肉，能够锻炼腹直肌、腹横肌，以及腹内、外斜肌，给背部提供一个有力的支撑，矫正骨盆。

（1）趴在垫子上，手肘撑地，与肩同宽。

（2）慢慢将整个身体撑起来，离开地板，只用脚趾和小臂支撑。躯干保持笔直。最多保持10秒，然后慢慢放下。重复5次（图8-37）。

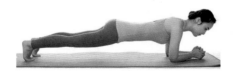

图8-37　骨盆旋转

5.骨盆操

首先调整好呼吸，锻炼后要注意保护好腰部和腿部，出汗后要及时更换衣物，防止潮湿的衣服对软组织产生影响，出汗后也不宜立即洗澡，以防受凉、受风。

（1）两腿向前伸展，微微张开，脚掌向前绷直，上身挺直，双手自然地放于身体两侧靠后的位置，支撑身体。

（2）将左膝弯曲90°，膝盖向内，小腿平摆于左侧，用小腿与左脚内侧着地，上身微微转向，令重心往右移动。

（3）左膝慢慢抬起，左脚掌踩地，同时转动左侧的股关节，带动上身恢复方向，重心重新移回正中央（图8-38）。

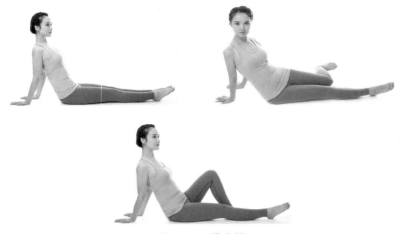

图8-38　骨盆操

（4）将抬起的左膝再次下摆，左侧的大腿、膝盖、小腿、脚掌的内侧贴地，腰部往右侧倾，重心移到右后方，然后将右腿向外屈膝，抬起小腿，令右脚脚掌置于左膝上（图8-39）。

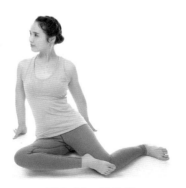

图8-39　骨盆操

（5）全身躺平，右腿向前伸直，左膝向内弯曲，小腿内侧着地，并与大腿呈90°角，双脚脚掌绷直，手臂屈肘，双手叠放于骨盆的左侧，缓缓呼气。

（6）保持全身姿势，缓缓抬起左膝，令左侧大腿与小腿离地，左脚踩地。

（7）将左膝再次压在地上，保持大腿与小腿呈90°角，骨盆转向右侧，右膝向外弯曲，右脚外侧置于左膝上，令左右小腿连成直线，保持姿势5秒。

（8）全身躺平，双腿屈膝大大地张开，脚掌往外，双手分别置于骨盆的左右两侧地面上。然后抬起臀部，令骨盆浮于地面，仅用手臂、脚掌、背部、头部着地。

（9）保持臀部离地的状态下，伸直右腿，接着将弯曲的左膝往内转动股关节，骨盆向右倾斜，同时令左侧的大腿与小腿呈90°角（图8-40）。

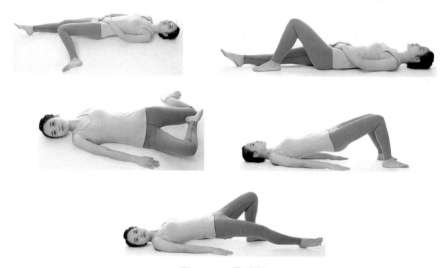

图8-40 骨盆操

参考文献

［1］中华外科杂志编辑部.颈椎病的分型、诊断及非手术治疗专家共识（2018）［J］.中华外科杂志，2018，56（6）：401-402.

［2］王拥军，施杞，周重建，等.中医学对颈椎病的认识［J］.中国临床康复，2004，8（20）：4077-4078.

［3］蓝鋆，姚敏，王晶，等.颈椎病不同中医证候分型的研究概况［J］.中国中医骨伤科杂志，2015，23（4）：67-70.

［4］方维，赵勇.颈椎病发病与软组织张力的相关性探讨［J］.中国中医基础医学杂志，2017，23（1）：100-102.

［5］王虎，党宏斌，贾晓龙，等.青少年局部型颈椎病的发病机制与诊治体会［J］.陕西医学杂志，2007，36（6）：710-712.

［6］陈锐，周非非.轴突退变与退行性脊髓型颈椎病发病机制的相关研究进展［J］.中国脊柱脊髓杂志，2022，32（6）：558-563.

［7］陈华，夏良政，李胜华.脊髓型颈椎病发病机制研究进展［J］.国际骨科学杂志，2009，30（5）：323-324，340.

［8］袁泳，马勇.脊髓型颈椎病的中医药研究概况［J］.安徽中医学院学报，2005，24（6）：60-62.

［9］叶伟，刘建航.交感型颈椎病发病机制研究进展［J］.亚太传统医药，2013，9（4）：57-59.

［10］陈腾，姚新苗.椎动脉型颈椎病的发病机制及治疗进展［J］.黑龙江中医药，2013，42（1）：49-50.

［11］许晓冬，李芬，席芸琴.椎动脉型颈椎病发病机制的研究进展［J］.宁夏医学杂志，2012，34（6）：585-586.

［12］周浩.DR、CT、MRI三种影像技术早期诊断颈椎病的临床价值［J］.临床医药文献电子杂志，2019，6（31）：135.

［13］朱丽娟，陈世孝，周红俐，等.颈椎病的X线平片、CT及MRI诊断效果和检出率

对比观察［J］.世界最新医学信息文摘（电子版），2018（A4）：37–38.

［14］王莹，董丽娜，钟志伟，等.肌电图在颈椎病诊断中的临床价值［J］.中国实验诊断学，2018，22（4）：746–748.

［15］周殿阁，刘海鹰，高健，等.MRA与DSA在椎动脉型颈椎病诊断中的应用比较［J］.中华骨科杂志，2005，25（10）：587–590.

［16］吉立新，宋祥平，马庆军.神经根型颈椎病的诊断和鉴别诊断［J］.中国全科医学，2001，4（7）：513–514.

［17］马庆军，付治安，刘忠军.脊髓型颈椎病的诊断及鉴别诊断［J］.中国全科医学，2001，4（7）：514–516.

［18］于泽生，马庆军，刘忠军.交感型颈椎病的临床表现、诊断和鉴别诊断［J］.中国全科医学，2001，4（7）：512–513.

［19］Taso M，Sommernes JH，Kolstad F，et al.A randomised controlled trial comparing the effectiveness of surgical and nonsurgical treatment for cervical radiculopathy［J］.BMC Musculoskelet Disord，2020，21（1）：171.

［20］Pennington Z，Alentado VJ，Lubelski D，et al.Quality of life changes after lumbar decompression in patients with tandem spinal stenosis［J］.Clin Neurol Neurosurg，2019，184：105455.